Édouard Gildas POGNON

UN CORPS SAIN
POUR
UNE VIE SAINE

Édition Septembre 2022

Dépôt légal n° 14260 du 05 Septembre 2022

Bibliothèque Nationale du Bénin, 3ème Trimestre

Achevé d'imprimer en septembre 2022 sur les presses

de l'imprimerie SUBLIME CRÉATION

DÉDICACE

Dédié

À mes parents

Aux membres de ma famille

À toute la famille POGNON

À toutes les personnes du monde désireuses de conserver leur santé.

Que ce livre puisse aider tous les lecteurs à prendre efficacement soin de leurs corps physiques pour une vie épanouie.

REMERCIEMENTS

A la Providence Divine qui a porté son choix sur ma modeste personne, en me préparant de longues années jusqu'à la réalisation de cet ouvrage.

A tous ceux qui ont contribué d'une manière ou d'une autre à la réalisation du présent ouvrage.

Les bénédictions de l'Eternel, notre Dieu, rendent tout possible.

AVANT-PROPOS

Aujourd'hui, nous sommes tous d'accord à dire que, malgré les actions entreprises par les professionnels de santé, les industries pharmaceutiques et les gouvernements des différents pays du monde, nous continuons d'assister à la recrudescence des maladies chroniques, notamment : le cancer, le diabète, l'hypertension, l'insuffisance rénale, l'insuffisance cardiaque, etc... De plus en plus de personnes dans le monde, ayant pris conscience de la situation et en voulant aussi se donner la chance de vivre un peu plus longtemps, ont commencé à pratiquer le sport et d'autres formes d'exercices physiques. Certains ont préféré se priver de certains aliments dans le but de conserver leur santé. D'autres, en voulant aller plus loin, ont préféré les remèdes naturels, tels que : la réflexologie, la phytothérapie, l'acupuncture, la prana-guérison, le massage et plusieurs autres traitements naturels.

Malgré toutes leurs expériences professionnelles dans le domaine des soins de santé, les médecins ne parviennent pas toujours à donner satisfaction à un grand nombre de leurs patients. Ces derniers sont parfois contraints de faire recours à d'autres praticiens des soins de santé, qui sont : les tradi-praticiens, les phytothérapeutes, les réflexologues, etc... Cette perte progressive de confiance de ces patients vis-à-vis des médecins amène certaines personnes à gérer de façon hasardeuse leur santé. Ce qui conduit inévitablement à des complications parfois irréversibles.

Au regard des multiples constats faits sur la façon dont certains apprécient les soins de santé malgré les grands efforts fournis par les professionnels de santé dans l'exercice de leur fonction, la gestion de la santé demeure une question très préoccupante à tous les niveaux. Face à une telle situation, il sera impérieux de privilégier la prévention de la maladie à la guérison.

Il est vrai, la prévention de la maladie requiert un grand sacrifice de soi et une volonté ferme. Dans ce cas, il va falloir sacrifier beaucoup de plaisirs et de désirs. Ce qui n'est pas souvent facile chez la plus part des hommes. Il arrive même d'entendre certaines personnes dire : ''qu'il vaut mieux mourir de quelque chose''. Cela prouve combien des hommes ont du mal à s'abandonner à la privation. Nous devons alors changer notre régime alimentaire, notre mode de vie et notre attitude intérieure. Pour y parvenir, il va falloir disposer des informations suffisantes. C'est dans cette optique que nous avons décidé d'apporter notre contribution à toutes les personnes aspirant à un bien-être.

Pour aborder notre sujet, nous n'allons pas raisonner ici comme dans le contexte de la médecine conventionnelle occidentale. Nous avons plutôt choisi de nous inspirer des connaissances de la médecine traditionnelle chinoise, qui perçoit les choses d'une autre manière, en se basant surtout sur le cycle de la circulation de l'énergie vitale dans le corps humain, le couplage des organes et des viscères pour leur fonctionnement et la loi de la correspondance.

En réalité, les deux types de médecine, à savoir la médecine conventionnelle occidentale encore appelée médecine moderne et la médecine traditionnelle chinoise, ne peuvent se substituer l'une à l'autre. Elles sont plutôt complémentaires.

Pendant que la médecine moderne occidentale se préoccupe beaucoup plus de la guérison des maladies lorsqu'elles sont déjà déclarées, la médecine traditionnelle chinoise s'investit dans la prévention des maladies et surtout le traitement du corps énergétique en cas de déclenchement d'une crise.

Nous, nous avons plutôt opté pour la prévention en nous inspirant des principes de la médecine traditionnelle chinoise. C'est l'objectif principal que nous avons assigné à cet ouvrage que nous mettons à votre disposition pour contribuer à votre bien-être. Il permettra à chaque individu de connaître quelque peu son corps physique, sans être un professionnel de santé. Chacun de nous saura désormais de quoi est composé notre corps physique ; comment il fonctionne ; comment l'alimenter et de quelle manière l'entretenir pour lui garantir une meilleure santé.

CITATIONS

Méditons un tout petit peu.

« Que ton aliment soit ta seule médecine et ta médecine ton aliment. »

Hippocrate (460-377 avant J-C)

« Les médecins du futur ne seront plus ceux qui guérissent avec les médicaments conventionnels mais ceux qui formeront leurs patients à prendre soin de leur corps à travers leur alimentation. »

Thomas EDISON (1903)

« Mon peuple périt, faute de connaissance ».

OSÉE 4 : 6

ANECDOTES

Avant d'aborder notre sujet, permettez que nous passions par quelques analogies de certains faits courants de la vie.

PREMIER CAS

Considérons deux conducteurs A et B qui ont reçu chacun un véhicule automobile à l'état neuf. Les deux véhicules sont sortis d'usine le même jour.

Le conducteur A, dès la réception de son véhicule, a pris la peine de s'informer suffisamment sur son matériel et les soins à lui apporter régulièrement pour lui garantir une longue vie. Par contre, le conducteur B n'avait pris aucune précaution avant de se mettre à rouler. Il s'est dit qu'il n'est pas mécanicien. A quoi bon de se mettre à s'occuper de ce qui ne le concerne pas. Pour lui, ce qui lui revient est de conduire le véhicule. En cas de panne, le mécanicien interviendra pour les réparations. Vous êtes invités à dire lequel des deux conducteurs est "sage".

DEUXIÈME CAS

Nous avons deux frères jumeaux Zinsou et Sagbo.

Zinsou est professeur de droit à l'université, et Sagbo directeur des ressources humaines dans une banque de la place.

A chaque fois que Sagbo rend visite à son frère Zinsou, il constate que ce dernier est très souvent plongé dans la lecture des documents traitant des sujets de la médecine, la phytothérapie et la science de la nutrition. Un jour, en guise de plaisanterie, Sagbo demanda à Zinsou s'il ne s'est pas trompé de choix de carrière. Qu'il aurait dû devenir médecin, cela aurait profité à toute la famille. Zinsou souria un instant avant de répondre à Sagbo en ces termes. Sagbo ! Combien de fois vas-tu en consultation chez ton médecin dans l'année ?

Sagbo dit qu'il ne pourra lui donner un nombre exact. Ce qu'il reconnaît est qu'il ne peut passer 2 ou 3 mois sans se rendre à l'hôpital pour répondre à ses rendez-vous avec ses médecins et pour les contrôles de routine, à savoir : son diabète, son hypertension artérielle, sa goutte, son arthrose et sa prostatite. Voici la réponse de Zinsou à Sagbo. ''Mon frère jumeau, je sais que tu es un client fidèle des hôpitaux et des médecins pour la simple raison que tu n'as pas compris jusqu'ici que tu devrais d'abord être ton propre médecin avant d'aller consulter les professionnels en cas de besoin. Moi, j'ai toujours pris soin de mon corps depuis longtemps, c'est pourquoi il m'arrive de passer plus d'une année sans consulter de médecin. Sagbo ! Comment se fait-il que toi tu es tout le temps malade et pourtant nous sommes tous les deux sortis du même ventre le même jour !

Quelle leçon peut-on alors tirer ? Tout être humain doit apprendre à connaître son corps et savoir les soins à lui apporter pour lui garantir une meilleure santé.

TABLE DES MATIÈRES

INTRODUCTION

1. Généralités

Dieu, en créant l'homme à son image ne l'a pas créé pour qu'il souffre tout au long de son séjour sur la terre. C'est plutôt pour qu'il vive dans son Amour éternel et sous sa grande bénédiction. Comment se fait-il qu'aujourd'hui l'homme vit constamment sous le poids des maladies et de la précarité.

L'homme d'aujourd'hui a totalement perdu la tête. Tout le temps, il se plaint au point qu'il se pose parfois la question de savoir si Dieu, le Créateur, est effectivement Amour.

Ne nous trompons pas du tout, car il est dit : ''Mon peuple périt, faute de connaissance.'' (Osée 4 : 6). C'est pour cette raison fondamentale que nous avons entrepris de vous apporter une partie de cette connaissance qui reste cachée à l'homme et qui n'est accessible qu'à celui qui persévère dans ses recherches.

2. Regard sur l'être humain

Dans la présente étude, nous allons surtout nous intéresser à l'homme par rapport aux caractères de sa création, à comment il devrait vivre pour conserver ses corps physique et éthérique dans un état sain.

Tous, nous avons tendance à croire que seul l'homme que nous voyons de nos yeux est le seul corps créé par Dieu. C'est bien là une erreur de conception. La preuve, quand l'homme meurt, nous le voyons couché sans énergie. Il se trouve dans l'incapacité de faire bouger son corps par lui-même. Cela explique qu'il existait un autre corps constitué d'énergie vitale appelé "corps éthérique" qui lui permettait d'avoir la vie.

Ces deux corps solidaires de l'homme pourraient vivre, respirer et se mouvoir sans pouvoir être en contact avec Dieu, le Créateur. C'est bien pour que l'homme ne soit pas coupé de Dieu, que ce dernier a créé un troisième corps appelé "corps astral".

D'après Laurent H. RYDERT-MERLHYN (1994), l'homme est constitué de trois (03) corps interdépendants, il s'agit :

- du corps physique (constitué de matière) ;
- du corps éthérique (constitué d'énergie vitale) ;
- du corps astral (constitué d'esprit).

Chaque corps joue un rôle fondamental dans la garantie d'un bien-être de la personne humaine.

Le corps physique ne représente que 1% de l'être humain [1]. Il est doté de cinq (5) sens qui sont :

- La vue (les yeux) ;
- L'ouïe (les oreilles) ;
- L'odorat (le nez) ;

[1] La lecture de « Miracles de la guérison pranique » de master CHOA KOKSUI (2003)

- Le goût (la langue) ;
- Le touché (la peau).

C'est grâce à ces sens que l'homme est en relation avec la terre et l'univers.

Par contre, le corps éthérique, encore appelé corps "énergétique" ou " corps bioplasmique", à lui seul, représente 99% de l'être humain. Il est constitué exclusivement d'énergie vitale et possède en son sein des centres énergétiques appelés "chakras".

Pour conserver sa structure dans le temps et dans l'espace, le corps énergétique a besoin constamment d'énergie vitale. C'est en quelque sorte sa nourriture. Exactement comme le corps physique visible, le corps énergétique a une tête, deux yeux, deux bras, en d'autres mots, il a le même aspect que le corps physique. C'est grâce au corps énergétique que l'énergie vitale est absorbée et distribuée dans tout le corps physique.

Tout comme le corps physique, le corps énergétique a aussi besoin d'une habitude hygiénique appropriée pour distribuer au corps physique de l'énergie vitale non polluée.

Pour conserver un corps énergétique dans un excellent état de propreté, il faut éviter les habitudes ci-après :

- la consommation de l'alcool, de la cigarette, de la drogue, de la viande de porc, des arachides et leurs dérivés ;
- le stress ;

- la colère ou l'énervement constant ;

- le refus de pardonner son prochain quelle qu'en soit la gravité de l'acte posé par l'intéressé.

Tout comme le corps physique, le corps énergétique peut également être sale, pollué et gravement malade. Du coup, le corps physique sera aussitôt affecté et connaîtra rapidement une dégradation rapide. L'un des facteurs de cette dégradation rapide du corps énergétique est la toxicomanie. Elle salit et endommage rapidement le corps énergétique d'où les problèmes psychologiques graves.

Il est alors conseillé d'adopter des mesures d'hygiène appropriées, telles que :

- l'hygiène physique ;
- l'hygiène éthérique ;
- l'hygiène émotionnelle ;
- l'hygiène mentale ;

pour garantir une meilleure santé aux corps physique et énergétique.

Toutes ces mesures d'hygiène sont développées dans le présent ouvrage.

Le troisième corps communément appelé ''corps astral'' est aussi appelé ''corps spirituel''. Il englobe à la fois le corps physique et le corps éthérique (ou énergétique). "Il capte tous les sentiments et les émotions qu'il y a dans notre entourage. Il perçoit toutes les émotions, les sensations, les douleurs ou les joies. Ce corps spirituel peut voir toutes les choses, mais sans yeux, grâce à sa conscience subliminale supra-développée. Il peut voyager dans l'espace et dans le temps, mais aussi dans tous les lieux de l'univers.

Lorsqu'il habite dans un corps physique vivant, le corps spirituel ou corps astral, lui reste uni en permanence par ce que l'on nomme "la corde" ou "le fil" d'argent. C'est à la mort du corps physique que cette corde d'argent se rompt, libérant définitivement le corps astral du corps physique". ([2])

Notre entretien ne portera que sur le corps physique. C'est bien ce corps qui est fait de matière et vit sur la terre. De ce fait, il fonctionne en synergie avec les lois et les principes de la nature. Il est soumis au cycle du temps et de la saison. Il suit le cycle de 24 heures pour le jour, de 30 ou 31 jours pour le mois et de 12 mois pour l'année.

([2]) Source : Laurent H. RYDERT-MERLHYN, (1994)

PREMIÈRE PARTIE :
LA CONNAISSANCE DU CORPS HUMAIN, LES CAUSES ET LES CONSÉQUENCES DE SON ACIDIFICATION

CHAPITRE I : CONSTITUTION DU CORPS PHYSIQUE

Notre corps physique est constitué de plusieurs parties remplissant chacune une fonction définie. Elles sont appelées des organes. Dans la plupart des cas, pour assumer leurs fonctions, certains organes sont disposés en systèmes, dont voici quelques-uns :

- le système nerveux ;
- le système digestif ;
- le système circulatoire ;
- le système endocrinien ;
- le système respiratoire ;
- le système reproductif ;
- etc...

Les organes, quels qu'en soient leurs rôles, agissent toujours en symbiose et sont interdépendants les uns des autres.

Les chercheurs ont du mal à s'accorder sur une définition commune de l'organe pour pouvoir s'entendre sur leur nombre exact dans le corps humain.

Selon Angel VILASECA (2017), faire une liste des organes du corps humain n'est pas chose aisée. On a l'habitude de dire que, dans le corps humain, soixante-dix-huit (78) organes ont été identifiés. Les hommes soixante-onze (71) organes et les femmes soixante-quinze (75) organes.

Cependant, comme il n'y a pas de définition standard unique de ce qu'est un organe, son nombre dans le corps varie en fonction de la façon dont on le définit.

Il est vrai que ces organes sont en grand nombre, mais ils n'ont pas la même importance dans notre corps.

D'autres sont considérés d'indispensables. Ils sont appelés les organes vitaux. Ils sont au nombre de sept (7). Il s'agit :

- du cerveau ;
- du cœur ;
- des poumons ;
- du foie ;
- du pancréas ;
- des reins ;
- de la peau.

En réalité, notre organisme ne peut pas se passer des organes vitaux et se porter mieux. Une blessure grave ou une amputation partielle d'un organe vital met donc la vie de l'individu en danger.

Par contre, d'autres organes sont qualifiés de non vitaux. Il s'agit des organes dont on peut se passer en cas de nécessité absolue et que l'organisme tienne encore longtemps. Nous allons citer quelques-uns. Ce sont :

- l'appendice ;

- la rate ;

- la vésicule biliaire ;

- l'estomac ;

- le gros intestin ;

- la vessie ;

- etc…

C'est de cette manière que les organes sont appréciés et répartis en médecine conventionnelle occidentale (également appelée médecine moderne).

Par contre, en médecine traditionnelle chinoise, les organes ne sont pas totalement appréciés de la même manière. Selon son concept des organes, elle va évoquer et ajouter deux (02) nouveaux organes au nombre déjà retenu par la médecine occidentale. Il s'agit :

- du maître-cœur ;
- du triple réchauffeur (encore appelé les trois (03) foyers).

Le maître-cœur est un muscle qui constitue la partie moyenne de la paroi du cœur. C'est une enveloppe du cœur appelée le myocarde. Selon la médecine occidentale, le maître-cœur (ou le myocarde) est une partie intégrante du cœur et non un organe. Par contre, la médecine traditionnelle chinoise a choisi de le considérer comme un organe distinct du cœur.

Selon Elisabeth Rochat de la Vallée, auteur de nombreux travaux de traduction et de présentation de textes médicaux chinois, le triple réchauffeur considéré comme un organe du corps en médecine traditionnelle chinoise est sans équivalent dans les représentations occidentales du corps. Il n'a pas de localisation précise et ne correspond à aucun viscère : on le dit sans forme.

Il existe également une divergence de point de vue par rapport aux organes vitaux. La médecine traditionnelle chinoise reconnaît à son niveau treize (13) organes vitaux. Ce sont :

- le cœur ;
- le pancréas ;
- la rate ;
- les poumons ;
- les reins ;
- le foie ;
- le maître-cœur ;
- l'estomac ;
- le gros intestin ;
- l'intestin grêle ;
- la vésicule biliaire ;
- la vessie ;
- le triple réchauffeur.

Dans notre étude, nous allons travailler dans le contexte de la médecine traditionnelle chinoise qui cadre bien avec la circulation de l'énergie vitale ([3]).

Les treize (13) organes vitaux sont répartis en deux (02) groupes dénommés :

- le groupe des organes ;
- le groupe des viscères.

Ces deux (02) groupes comptent respectivement sept (07) organes et six (06) viscères.

1.1. Groupe des organes

Ce groupe est constitué majoritairement des organes logés dans la cage thoracique. Il s'agit :

- des poumons ;
- du cœur ;
- des reins ;
- du foie ;
- de la rate ;
- du pancréas ;
- du maître-cœur.

Ils sont les incontournables acteurs de la vie et de la santé dans

---

([3]) Elle sera développée dans la suite

le corps physique. Au regard de la délicatesse de leurs rôles, ils seront secondés et protégés chacun par un organe du second groupe des organes vitaux dénommé groupe des viscères.

1.2. Groupe des viscères

Ce second groupe dit groupe des viscères est constitué majoritairement des organes logés dans l'abdomen, c'est-à-dire la partie inférieure du tronc. Il s'agit :

- du gros intestin (ou côlon) ;
- de l'intestin grêle ;
- de l'estomac ;
- de la vessie ;
- de la vésicule biliaire ;
- du triple réchauffeur.

Les viscères jouent également un rôle très indispensable. En dehors de ce qu'ils participent au bon fonctionnement du corps physique, ils jouent également le rôle de protecteurs des organes vitaux du premier groupe. Ces derniers sont, en quelque sorte à l'image du président de la république et le viscère son garde-de-corps. Ce qui veut dire qu'avant qu'un organe du premier groupe ne soit affecté, c'est que le viscère qui assure sa protection serait totalement détruit, soit grandement affaibli. Supprimer le viscère, amène à dire qu'on expose la vie de l'organe qu'il protège. C'est pourquoi, en médecine traditionnelle chinoise, la suppression des organes vitaux n'est pas recommandée. Il faut également noter que les organes et les viscères sont constitués en couples pour assumer leurs fonctions.

1.3. Couplage des organes et des viscères

Pour pérenniser la vie dans le corps physique, les treize (13) organes vitaux sont répartis en couples, c'est-à-dire l'un protège l'autre. Les organes sont protégés par les viscères. Plus précisément, l'organe vital ne peut être affecté que lorsque le viscère qui le protège est totalement atteint. Ce qui signifie que lorsqu'un organe vital est affecté, le viscère auquel il est couplé est obligatoirement malade. En cas de maladie d'un organe vital (organe du premier groupe), il faut absolument traiter le viscère auquel il est couplé.

Par exemple, le cœur est couplé à l'intestin grêle. Quand on veut traiter le cœur malade, on doit également traiter l'intestin grêle pour s'attendre à une guérison totale et définitive.

Il existe au total six (06) couples d'organes et de viscères. Voici les détails ci-dessous :

- le poumon est couplé au gros intestin.
- la rate et le pancréas à l'estomac ;
- le cœur à l'intestin grêle,

- le rein à la vessie ;
- le foie à la vésicule biliaire ;
- le maître-cœur au triple réchauffeur.

En dehors des organes et viscères, la vie et la santé dans le corps physique dépendent également de deux fluides très indispensables, qui sont :

- le sang ;
- l'énergie vitale.

Ces deux fluides circulent en synergie et conditionnent la vie dans le corps humain. L'absence de l'un d'eux dans le corps signifie la mort de ce dernier. Nous dirons par analogie que la circulation du sang et de l'énergie vitale dans le corps humain est ce qu'est le carburant pour le véhicule automobile. Sans le carburant ou l'énergie, aucun véhicule ne peut démarrer ni se mouvoir.

1.4. Sang et vaisseaux sanguins

En médecine moderne occidentale, pour qu'il y ait la vie dans le corps physique, il faut absolument que le sang soit en quantité suffisante et circule en permanence pour nourrir les différentes cellules, apporter le dioxygène aux cellules, éliminer les déchets organiques solubles et assurer beaucoup d'autres fonctions.

Les vaisseaux sanguins, eux, se chargent du transport du sang du cœur vers les organes et des organes au cœur et sans arrêt.

Le cœur et les vaisseaux sanguins constituent le système cardiovasculaire (ou circulatoire)

1.4.1. Sang

D'après le service du sang CROIX-ROUGE de Belgique, ''Le sang est un tissu liquide qui circule dans notre corps grâce aux vaisseaux sanguins. Il est composé de globules rouges, de globules blancs et de plaquettes qui baignent dans un liquide appelé plasma. Le sang joue un rôle essentiel dans le transport de l'oxygène, des nutriments, des anticorps et des hormones. Chez un adulte, le volume sanguin est d'environ cinq (05) litres, mais ce volume varie en fonction du poids, de la taille et du sexe de l'individu.

La composition du sang est la suivante :

-   45% de cellules (globules rouges, globules blancs et plaquettes) ;
- 55% de plasma (partie liquide)

Le sang est fabriqué chaque jour par notre corps à un rythme de plusieurs milliards de cellules par jour. Il est fabriqué dans la moelle osseuse, qui est la partie molle et spongieuse à l'intérieur de la plupart des os. Le processus de la formation du sang s'appelle l'hématopoïèse. Ces cellules du sang commencent leur vie en tant que cellules souches (de jeunes cellules) qui deviennent des cellules sanguines matures.

La couleur du sang provient de la couleur de ses globules rouges. Il est composé de deux (02) types de rouge. Il est rouge vif lorsqu'il est riche en dioxygène et pauvre en dioxyde de carbone. Il est rouge foncé, lorsqu'il est pauvre en dioxygène et riche en dioxyde de carbone. Les principales fonctions du sang sont les suivantes :

- il apporte l'oxygène aux cellules et aux muscles ;
- il apporte les substances nutritives (acides aminés, acides gras et glucose) aux cellules ;
- Il évacue le dioxyde de carbone (CO_2), l'urée et l'acide lactique (déchets organiques) ;
- il transporte les hormones (des substances libérées par une cellule dans une partie du corps) ;
- il régule notre niveau d'acidité (pH) ;
- il régule la température de notre corps ;
- il nous protège des virus et des corps étrangers par les anticorps produits par ses globules blancs ;
- il arrête le saignement par sa coagulation à l'aide de ses plaquettes (qui sont des cellules spécialisées).

1.4.2. Vaisseaux sanguins

Les vaisseaux sanguins sont composés :

- d'artères ;
- de veines ;
- de capillaires.

1.4.2.1. Artères

Les artères sont des vaisseaux sanguins qui participent à la circulation libre du sang dans le corps humain. Elles font partie des principaux vaisseaux sanguins qui jouent un grand rôle dans la double circulation du sang, c'est-à-dire la circulation pulmonaire (petite circulation) et la circulation générale (grande circulation). Elles distribuent le sang sous haute pression grâce aux activités cardiaques et en fonction des signaux nerveux et hormonaux reçus.

Il existe deux (02) grands types d'artères :

- les artères pulmonaires ;
- les artères aortes (encore appelées systémiques).

1.4.2.1.1. Artères pulmonaires

Les artères pulmonaires font circuler un sang pauvre en dioxygène qui va rejoindre la petite circulation pour s'oxygéner dans les poumons. Il s'enrichit en dioxygène et quitte les poumons pour retourner au cœur pour être redistribué dans l'organisme.

1.4.2.1.2. Artères aortes

Les artères aortes sont les vaisseaux sanguins qui apportent un sang riche en dioxygène et en nutriments aux cellules en vue de garantir leur survie. Elles sont les plus grosses artères du corps qui assurent le transport du sang riches en dioxygène du cœur vers les organes. Au fur et à mesure qu'elles s'éloignent du cœur, leur diamètre diminue pour faciliter leur liaison avec les capillaires sanguins. Ainsi, à ce niveau elles portent le nom artérioles (ce qui signifie petites artères).

La pression exercée par le sang contre les parois des artères est appelée "tension artérielle". Cette pression sanguine est forte dans les artères en général.

1.4.2.2. Veines

Les veines sont aussi des vaisseaux sanguins qui jouent un rôle très important dans la circulation sanguine. Dans la grande circulation, elles permettent le retour du sang pauvre en oxygène et riche en dioxyde de carbone des organes vers le cœur. C'est aussi grâce aux veines (dites veines pulmonaires) que le sang riche en oxygène et pauvre en dioxyde de carbone est traîné des poumons au cœur pour être redistribué dans l'organisme. En définitive, le rôle capital des veines est de transporter le sang des organes vers le cœur.

Les veines se distinguent des artères par leur localisation. Les artères sont localisées beaucoup plus en profondeur, par contre les veines occupent la partie superficielle du corps. Dans les veines, la pression sanguine est plus faible comparativement à celle des artères.

1.4.2.3. Capillaires sanguins

Les capillaires sanguins sont de petits vaisseaux qui permettent au dioxygène et aux nutriments de passer du sang vers les cellules des organes. Elles sont constituées de fines parois qui permettent la migration de l'oxygène et des nutriments du sang vers les cellules. C'est toujours par ces parois fines que les déchets produits par les cellules sont excrétés des cellules au sang. Pour jouer leurs rôles, les capillaires se constituent en réseau dit "réseau capillaire" et forment une zone d'échange entre le sang et les cellules des organes.

Les vaisseaux capillaires ont pour rôles :

- de faire circuler le sang partout dans le corps jusqu'aux derme et épiderme ;

- d'assurer la nutrition et le fonctionnement des tissus de l'organisme ;

- d'irriguer les cellules des organes ;

- d'absorber l'oxygène provenant de l'air inspiré dans les poumons pour les transférer au sang ;

- de libérer du dioxygène de carbone contenu dans le sang à l'air pour qu'il soit excrété lors de l'expiration.

Les capillaires sanguins sont reliés aux veines par l'intermédiaire des veinules (petites veines) et aux artères par l'intermédiaire des artérioles (petites artères).

1.5. Énergie vitale et méridiens

L'énergie vitale est le second fluide qui circule en permanence dans le corps physique. Elle conditionne la vie dans le corps.

Nous comprenons que la vie et la santé de l'être l'humain sur la terre dépendent de la circulation permanente du sang et de l'énergie vitale à travers les treize (13) organes vitaux (organes et viscères) et les autres parties du corps physique.

1.5.1. Énergie vitale

L'énergie vitale est cette énergie qui maintient le corps en vie et en santé. En grec, on l'appelle ''pneuma'' ; en polynésien ''mama'' ; en hébreux ''ruab'' qui signifie ''souffle de vie'', en chinois ''prana ou ki'' (Laurent H. RYDER-MERLHYN, 1994)

A la base, il y a trois sources principales d'énergie vitale :

- l'énergie vitale du soleil ;
- l'énergie vitale de l'air ;
- l'énergie vitale de la terre.

C'est grâce au corps énergétique (ou corps éthérique) que l'énergie vitale est absorbée et distribuée dans tout le corps physique.

1.5.2. Méridiens ou canaux bioplasmiques

Selon la médecine traditionnelle chinoise, l'énergie vitale circule dans le corps physique le long de trajets (ou canaux) énergétiques appelés "méridiens". Il existe au total vingt (20) méridiens répartis en deux (02) groupes, à savoir :

- le groupe des douze (12) méridiens réguliers, qui veillent à la circulation de l'énergie vitale à travers les organes vitaux ;
- le groupe des huit (08) méridiens curieux, aussi appelés « merveilleux vaisseaux », qui ont pour rôle de conserver les essences. Ils servent à coordonner et préserver le bon fonctionnement des organes en général.

Les méridiens du premier groupe étant rattachés aux organes vitaux en ce qui concerne la circulation de l'énergie vitale dans le corps physique, nous allons plutôt leur accorder une place particulière dans l'étude actuelle. Comme nous l'avons dit un peu plus haut, ils sont au nombre de douze (12) et chacun d'eux porte le nom de l'organe ou du viscère (entraille) auquel il est rattaché, ainsi on distingue :

- le méridien du poumon ;
- le méridien du gros intestin (le côlon) ;
- le méridien de l'estomac ;
- le méridien de la rate (et du pancréas) ;
- le méridien du cœur ;
- le méridien de l'intestin grêle ;
- le méridien du maître-cœur (enveloppe du cœur ou péricarde) ;
- le méridien du triple réchauffeur ;
- le méridien de la vésicule biliaire ;
- le méridien du rein ;
- le méridien du foie ;
- le méridien de la vessie.

Ces méridiens gouvernent les grandes fonctions du corps physique. De part leur nature, on distingue deux (02) sortes de méridiens, qui sont :

- les méridiens YIN ; ils incarnent la force douce (femelle) ;
- les méridiens YANG ; ils incarnent la force motrice (mâle).

Le YIN et le YANG sont interdépendants pour former l'équilibre. Etant de canaux énergétiques, ils permettent de combler le manque d'énergie vitale aussi bien dans le corps physique que dans le corps énergétique, de débloquer les congestions et d'évacuer les excès à certains endroits.

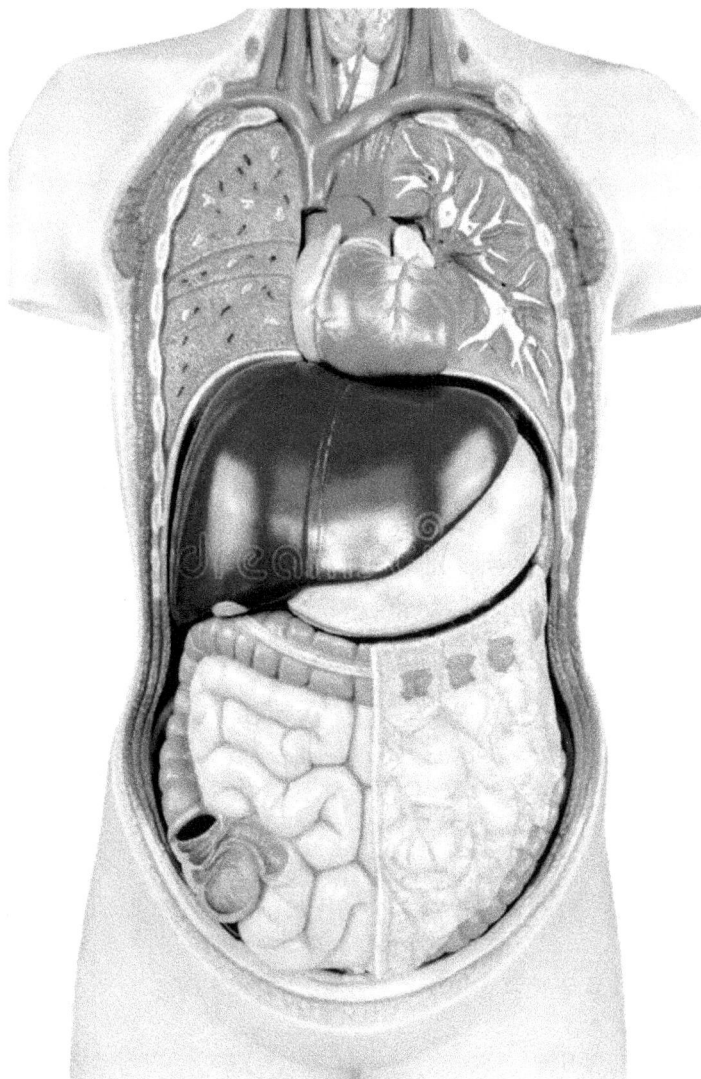

Figure n°1 : Le corps humain et les organes vitaux

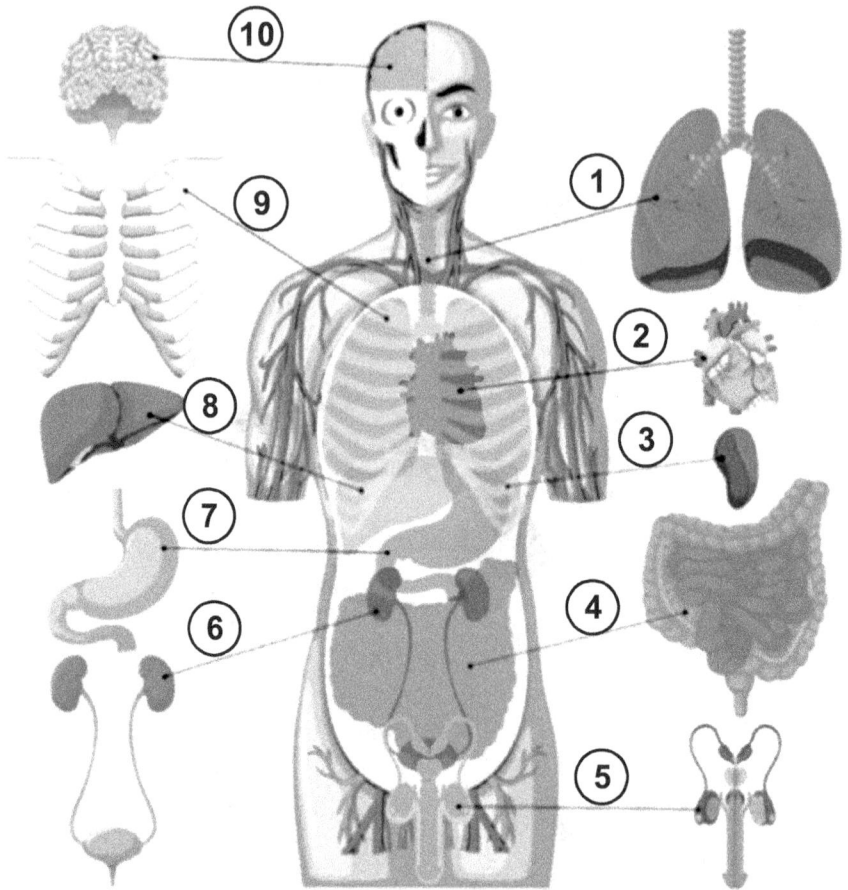

Figure n°2 : Le corps humain et quelques organes détachés

(1) : les poumons   (6) : les reins et la vessie

(2) : le coeur   (7) : l'estomac

(3) : le pancréas   (8) : le foie

(4) : le gros et le petit intestins   (9) : la cage thoracique

(5) : les organes de reproduction   (10) : le cerveau

     de l'homme

CHAPITRE II : FONCTIONNEMENT DU CORPS PHYSIQUE

Le fonctionnement du corps physique dépend de 3 grands facteurs, à savoir :

- l'état des treize (13) organes vitaux (groupe des organes et groupe des viscères) ;
- la qualité, la quantité et la bonne circulation du sang ;
- la qualité, la quantité et la circulation libre de l'énergie vitale.

2.1. État des organes vitaux

Les organes vitaux dans le corps humain ont chacun un rôle bien défini qu'ils jouent pour permettre un bon fonctionnement de tous les appareils et systèmes. Par exemple, un cœur défaillant ne sera pas en mesure de faire circuler librement et convenablement le sang dans toutes les parties du corps. Il est donc très important que nous veillions à l'état de santé de chaque organe et chaque viscère.

2.2. Qualité, quantité et circulation du sang

Le corps physique a besoin d'un sang de bonne qualité et en quantité suffisante pour garantir la survie des cellules. C'est pour cette raison qu'il faut constamment garantir au corps une bonne circulation sanguine par une bonne hygiène de vie, une bonne alimentation à des horaires bien définis et des exercices modérés.

Comme nous l'avons dit un peu plus haut, chez un adulte, il faut en moyenne cinq (05) litres de sang dans le corps pour assurer une bonne circulation sanguine. Dans les cas d'insuffisance de sang dans le corps ou d'anémie, l'organisme a du mal à bien fonctionner et le sang ne parvient pas à atteindre toutes les cellules. De même, un sang chargé de toxines et pauvre en oxygène n'est pas sans danger pour le corps, d'où l'apparition progressive des maladies, parfois chroniques.

C'est pourquoi, nous devons tout faire pour que le sang soit en quantité suffisante, éviter les cas d'anémie et permettre à notre cœur de bien fonctionner à travers une bonne hygiène de vie.

2.3. Circulation libre de l'énergie vitale

Autant le sang est indispensable pour le corps physique, autant l'énergie vitale lui est aussi indispensable. Pas l'un sans l'autre. L'absence de l'un entraîne la mort du corps physique. C'est pourquoi, nous devons rigoureusement veiller à leur bonne circulation.

Les organes et les viscères ne reçoivent pas la même quantité d'énergie vitale au même moment. Il existe une période de la journée où chaque organe ou chaque viscère reçoit le maximum d'énergie vitale. Il est connu de tous que la journée est divisée en 24 heures. Mais les Chinois anciens ont préféré la diviser en douze (12) créneaux (ou périodes) d'une durée de 2 heures chacun. C'est en rapport avec le nombre d'organes et de viscères et le cycle de circulation de l'énergie vitale qui est de 24 heures. Ces 12 créneaux (ou périodes) de la journée sont étroitement liés aux 12 méridiens. Chaque créneau correspond à un méridien et à un organe ou à un viscère qui reçoit son maximum d'énergie vitale.

En terme clair, l'énergie vitale parcourt tout le corps physique à travers les 12 méridiens pendant les 24 heures de la journée et siège au niveau de chaque organe et chaque viscère à chaque créneau pour une durée de 2 heures. Ce qui veut dire que pendant les 24 heures de la journée, chaque organe ou chaque viscère ne peut recevoir le maximum d'énergie vitale que pendant 2 heures. Passées ces 2 heures, l'énergie vitale se déplace pour s'installer sur un autre méridien, pour apporter à l'organe ou au viscère équivalent son maximum d'énergie pour une durée de 2 heures. C'est pareil pour tout le reste.

Il est alors très important de savoir comment organiser la journée en tenant grand compte de la période où chaque organe et chaque viscère reçoivent leur maximum d'énergie vitale. Cela veut dire, qu'il y a un temps pour faire chaque chose dans la journée. Il y a un temps pour dormir, un temps pour manger, un temps pour se reposer, se distraire, se relaxer, etc...

Nous comprenons désormais que l'être humain vit au rythme

de la nature. Il suffit de respecter les exigences du cycle de la circulation de l'énergie vitale dans le corps humain pour mener une vie saine et s'attendre à une longévité certaine.

2.3.1. Cycle de circulation de l'énergie vitale dans le corps physique [4]

Nous savons qu'en médecine orientale, la journée est répartie en 12 créneaux d'une durée de 2 heures chacun. A chaque créneau, chaque méridien reçoit le maximum d'énergie vitale pour l'organe ou le viscère auquel il est rattaché. Ainsi, lors de la circulation de l'énergie vitale, les créneaux se succèdent dans la réception du maximum.

- **Créneau n° 1 (de 05 heures à 07 heures)**

C'est la première période de la journée. Ce créneau annonce une nouvelle journée et la fin de la journée précédente. Il annonce également la fin du sommeil chez tout le monde sans exception. C'est aussi le début d'un nouveau cycle de la circulation de l'énergie vitale dans le corps physique. C'est à cette période de la journée que le gros intestin reçoit son maximum d'énergie vitale à travers son méridien. C'est à ce moment que ce viscère est plus actif pour se libérer des déchets et toxines. Il se prépare alors pour accueillir des déchets en quantité suffisante. Il va falloir l'aider en buvant un (01) ou deux (02) verres bambou

---

[4] Source : (M. CHOA KOK SUI, 2003)

d'eau tiède additionnée au jus d'un citron ou de l'eau alcaline.

• **Créneau n° 2 (de 07 heures à 09 heures)**

C'est la deuxième période de la journée. C'est le tour de l'estomac de recevoir son maximum d'énergie vitale à travers son méridien. C'est à ce moment que le corps est prêt pour recevoir son premier repas de la journée qui devra être riche en protéines et lipide. Toutes les conditions sont remplies pour que l'estomac reçoive en quantité suffisante les aliments riches en protéines et lipide pour que la digestion se déroule sans faille. Le premier repas est très indispensable à telle enseigne qu'il est déconseillé de s'en passer au risque d'attraper de l'ulcère et d'affaiblir à la longue tout le corps physique.

• **Créneau n° 3 (de 09 heures à 11 heures)**

C'est la troisième période de la journée. C'est le tour de la rate et du pancréas de recevoir au même moment leur maximum d'énergie vitale. La rate a alors besoin d'eau pour jouer efficacement ses rôles dans l'immunité des cellules sanguines, le contrôle des infections et la régulation dans la formation et la destruction des composantes sanguines. Le pancréas, quant à lui, joue un rôle très important dans les sécrétions de sucs digestifs pour la digestion et la sécrétion de l'insuline pour la régulation de la glycémie. Ces deux (02) organes, dans leurs fonctions, ont alors besoin d'assez d'eau. C'est pourquoi, pendant ce créneau de la journée, il faut boire plus d'eau. C'est aussi dans cette période que ces deux organes sont très actifs

• **Créneau n° 4 (de 11 heures à 13 heures)**

C'est la quatrième période de la journée. C'est à cet horaire que le cœur reçoit le maximum d'énergie vitale. Le cœur est une pompe qui permet d'assurer la circulation du sang dans tout l'organisme. Une bonne circulation sanguine influence positivement notre état d'esprit, d'où la nécessité de garder une bonne humeur et de se donner le repos. A ce moment, vous devez éviter de vous livrer aux efforts intensifs.

• **Créneau n° 5 (de 13 heures à 15 heures)**

C'est la cinquième période de la journée. C'est le tour du méridien de l'intestin grêle de recevoir le maximum d'énergie vitale au profit de son viscère. C'est aussi la période du deuxième repas de la journée. Tout comme le premier repas, il doit également être riche en protéine et lipide, mais en petite quantité. L'intestin grêle dans son rôle, trie les aliments et les déchets ; ainsi les nutriments serviront au bon fonctionnement du corps, tandis que les déchets seront transférés au gros intestin (côlon) pour être transformés en selles et évacués du corps par l'anus.

- **Créneau n° 6 (de 15 heures à 17 heures)**

C'est la sixième période de la journée. C'est le tour de la vessie de recevoir son maximum d'énergie vitale. On dit que ce viscère est de garde. C'est à cet horaire que la vessie est très active pour l'excrétion de l'urine. Il faut boire suffisamment d'eau pour faciliter l'évacuation d'une grande quantité de déchets et toxines du corps. Il faut uriner le plus possible et surtout éviter de s'abstenir au risque de faire perdre l'élasticité aux muscles de la vessie.

- **Créneau n° 7 (de 17 heures à 19 heures)**

C'est la septième période de la journée. C'est le tour des reins de recevoir le maximum d'énergie vitale par le canal de son méridien. Ils exercent de nombreuses fonctions dont les principales sont l'élimination des déchets (urée et créatinine) transportés par le sang et les évacue dans l'urine ; et le maintien constant de la quantité d'eau et de sels minéraux de l'organisme (sodium et potassium). C'est pourquoi, à cette période, il est conseillé de boire plus d'eau. La détoxification de l'organisme étant un élément primordial dans la garantie de la santé, alors les reins sont comptés parmi les organes en relation étroite avec la vie.

C'est aussi à cet horaire qu'on prend le troisième et dernier repas de la journée. Ce repas va être composé d'aliments riches en glucide et doit être précédé de fruits. La consommation de protéines et de lipide est proscrite à cette période.

- **Créneau n° 8 (de 19 heures à 21 heures)**

C'est la huitième période de la journée. C'est à cet horaire que le maître-cœur (encore appelé le péricarde ou enveloppe du cœur) reçoit son maximum d'énergie vitale à travers son méridien. C'est à cette occasion qu'il est actif pour mieux jouer son rôle. Il faut la marche et se promener pour faciliter la digestion et permettre au cœur de mieux fonctionner. Ce moment n'est pas propice pour le sport intensif au risque de manquer le sommeil plus tard. Cet organe est en liaison directe avec le cœur et l'aide beaucoup dans ses fonctions.

- **Créneau n° 9 (de 21 heures à 23 heures)**

C'est la neuvième période de la journée. C'est le tour du méridien du triple réchauffeur (encore appelé les 3 foyers) de recevoir son maximum d'énergie vitale. Certaines bonnes attitudes sont recommandées pendant cette période. Il faut surtout éviter de se fâcher, d'être trop excité. Il faut plutôt rester calme et se reposer pour mieux profiter des bienfaits de cette période. C'est aussi une bonne période pour la garantie d'un bien-être physique, psychique et mental. Il faut alors en profiter au maximum à travers des exercices de relaxation, de méditation et des prières.

- **Créneau n° 10 (de 23 heures à 01 heure)**

C'est la dixième période de la journée. C'est à ce moment que le méridien de la vésicule biliaire reçoit le maximum d'énergie vitale au profit de son viscère. C'est à cet horaire que la vésicule biliaire cesse de sécréter la bile et notre organisme poursuit son travail de métabolisme de digestion qu'il a entrepris depuis le premier repas de la journée. Cela ne sera possible que quand notre corps sera plongé dans un sommeil profond. Il est à noter que c'est à cette période que la fonction du cœur est la plus faible. C'est aussi la période favorable à la fabrication du sang par la moelle épinière. Il est alors conseillé de tout faire pour aller se coucher peu avant ce créneau pour y tirer le maximum de profit pour notre bien-être physique.

• **Créneau n° 11 (de 01 heure à 03 heures)**

C'est la onzième période de la journée. C'est le tour du foie de recevoir son maximum d'énergie vitale à travers son méridien. A cet horaire, le corps doit être dans un sommeil profond pour permettre au foie de jouer efficacement son rôle de détoxification du sang. C'est aussi pendant ce temps que le foie se régénère mieux et gagne du tonus pour poursuivre ses activités le lendemain. Si nous prenons l'habitude de priver notre corps de sommeil pendant ce créneau, c'est que nous empêchons ainsi le foie de jouer efficacement son rôle, par conséquent, nous préparons notre corps à une acidification excessive, d'où plus tard des maladies souvent chroniques.

- **Créneau n° 12 (de 03 heures à 05 heures)**

C'est la douzième période de la journée. C'est à cet horaire que le poumon reçoit son maximum d'énergie vitale à travers son méridien. C'est aussi à cette période que le poumon est très actif. Le sommeil profond est également indispensable à ce créneau pour que le poumon apporte plus d'oxygène à notre organisme. C'est à cette période que beaucoup de personnes dont le poumon est affecté toussent le plus et font parfois de crises.

2.3.2. *Cycle des activités des organes et des viscères couplés*

Pour un total de treize (13) organes vitaux, nous avons en tout six (06) couples d'organes et de viscères qui se succèdent dans la réception du maximum d'énergie vitale. Dans le chronogramme ci-dessous et le tableau n°1 en annexe1, vous verrez le processus de la circulation de l'énergie vitale conformément aux douze (12) créneaux de la journée et l'ordre de succession des couples d'organes et de viscères.

CHRONOGRAMME DE LA CIRCULATION DE L'ÉNERGIE VITALE (QI OU PRANA) DANS LE CORPS PHYSIQUE

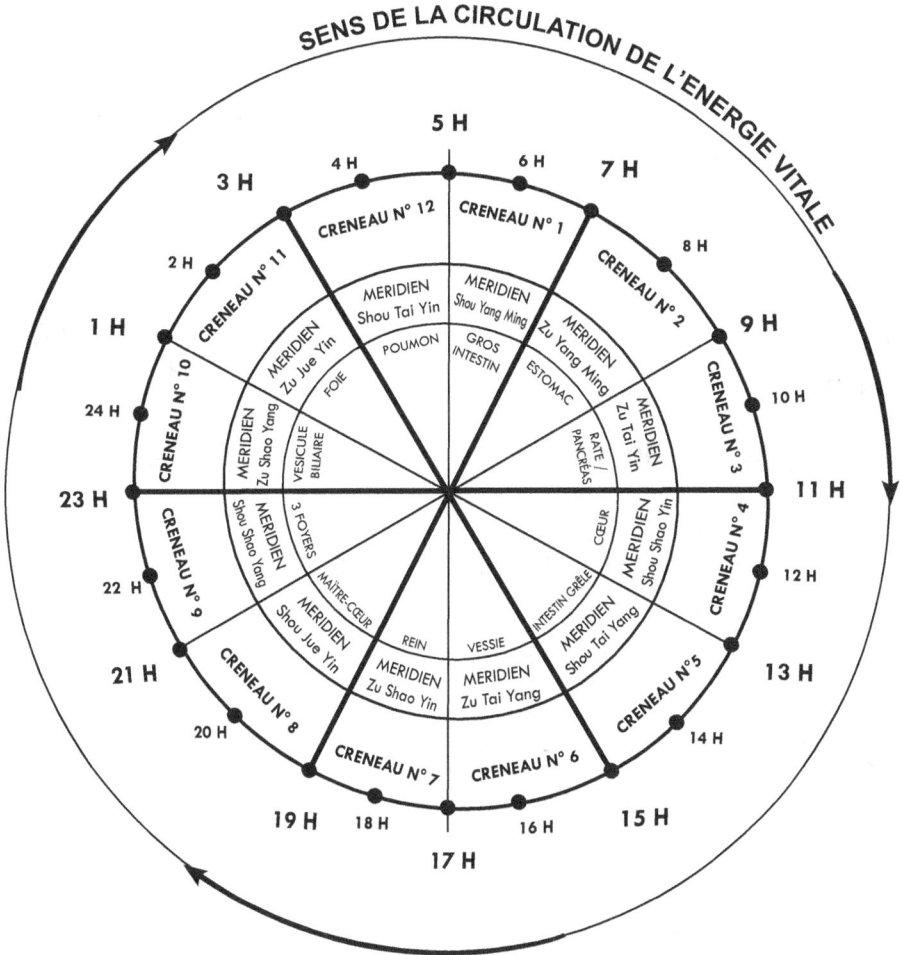

SENS DE LA CIRCULATION DE L'ENERGIE VITALE

5 H
4 H 6 H
3 H 7 H
2 H 8 H
1 H 9 H
24 H 10 H
23 H 11 H
22 H 12 H
21 H 13 H
20 H 14 H
19 H 18 H 16 H 15 H
17 H

CRENEAU N° 12
CRENEAU N° 1
CRENEAU N° 11
CRENEAU N° 2
CRENEAU N° 10
CRENEAU N° 3
CRENEAU N° 9
CRENEAU N° 4
CRENEAU N° 8
CRENEAU N° 5
CRENEAU N° 7
CRENEAU N° 6

MERIDIEN Shou Tai Yin — POUMON
MERIDIEN Shou Yang Ming — GROS INTESTIN
MERIDIEN Zu Yang Ming — ESTOMAC
MERIDIEN Zu Tai Yin — RATE / PANCRÉAS
MERIDIEN Zu Jue Yin — FOIE
MERIDIEN Zu Shao Yang — VÉSICULE BILIAIRE
MERIDIEN Shou Shao Yang — 3 FOYERS
MERIDIEN Shou Jue Yin — MAÎTRE-CŒUR
MERIDIEN Zu Shao Yin — REIN
MERIDIEN Zu Tai Yang — VESSIE
MERIDIEN Shou Tai Yang — INTESTIN GRÊLE
MERIDIEN Shou Shao Yin — CŒUR

Source : Édouard G. POGNON

CHAPITRE III : CAUSES DE L'ACIDIFICATION DU CORPS PHYSIQUE

Nous avons dit auparavant que le corps physique de l'être humain est composé de 30% de matière (chair et os) et 70% d'eau. Et que son état de santé dépend de la qualité de cette eau. Lorsque cette eau est alcaline et antioxydante, elle garantit au corps un bon état de santé. Par contre, quand elle est acide et oxydante, elle favorise la prolifération des microbes pathogènes et des radicaux libres, d'où un mauvais état de santé du corps physique.

Il ne suffit pas de consommer assez d'eau alcaline et anti-oxydante pour s'attendre tout de suite à un pH élevé de l'eau du corps physique. Il y a également d'autres facteurs de notre mode de vie et notre environnement qu'il faut prendre en compte pour éviter l'acidification du corps.

Les causes réelles de l'acidification sont au nombre de dix (10), à savoir :

- les aliments et boissons acidifiants ;
- le régime alimentaire inapproprié ;
- le grignotage ;
- l'état d'âme ;
- la mauvaise manière de s'alimenter ;
- le mode de vie ;

- l'environnement pollué ;
- la prise des médicaments chimiques, d'alcool et des drogues ;
- le foie malade ;
- la mauvaise qualité d'emballages alimentaires.

3.1. Aliments et boissons acidifiants

3.1.1. Aliments acidifiants

Nous allons retenir :

- tous les aliments produits et traités avec des engrais chimiques, des insecticides, des herbicides, des pesticides ou arrosés avec des eaux contaminées ;
- les aliments des boîtes de conserve ;
- les produits raffinés ;
- le café ;
- les aliments de longue durée de cuisson ;
- les aliments sucrés frits dans l'huile ;
- la viande grasse ;
- le sucre raffiné (blanc ou roux) ;
- les graisses saturées.

3.1.2. Boissons acidifiantes

La plupart des boissons commercialisées et destinées à la consommation sont fabriquées et conservés à base des produits chimiques et du sucre raffiné. Nous pouvons citer :

- les boissons sucrées, communément appelées "sucreries" ;
- les bières ;
- certains jus de fruits ;
- certaines liqueurs.

3.2. Régime alimentaire inapproprié

Le corps humain ne fonctionne pas de façon désordonnée. Il est soumis à une horloge biologique qui rime avec le cycle de la circulation de l'énergie vitale qui est de 24 heures. Ce qui veut dire que toutes ses activités cadrent avec les douze (12) créneaux de la journée. Malheureusement, la plupart des humains ignorent qu'ils ne devraient pas s'alimenter n'importe quand ni n'importe comment. Les glandes contribuant au bon fonctionnement du corps humain surtout lors du métabolisme de la digestion à travers la sécrétion des hormones, sont rigoureusement soumises à un programme. Chaque glande agit sur un type précis d'aliment à un moment très précis pour le transformer.

Nous comprenons désormais que tout aliment pris sans tenir compte des créneaux correspondants constitue un élément favorisant l'acidification du corps physique.

3.3. Grignotage

Le grignotage est le fait de consommer d'autres aliments en

dehors des trois (03) principaux repas programmés pour la journée, à savoir : le petit déjeuner, le déjeuner et le dîner. Or, chaque repas de la journée se prend à un créneau bien défini. Ainsi, le petit déjeuner se prend au 2ème créneau (de 07 heures à 09 heures), le déjeuner se prend au 5ème créneau (de 13 heures à 15 heures) et le dîner se prend au 7ème créneau (de 17 heures à 19 heures).

Le grignotage est l'une des principales causes de l'acidification du corps physique. Il est également la cause de la plupart des problèmes du dysfonctionnement du foie et de l'obésité.

3.4. État d'âme

Le stress permanent, la perte de confiance en soi et l'excès de colère sont des facteurs qui favorisent l'acidification excessive et rapide du corps physique.

3.4.1. Stress permanent

Le stress est l'ensemble des réactions produites par l'organisme pour s'adapter à une situation précise, grâce à des mécanismes biologiques, comme la sécrétion de certaines hormones, et psychologiques, comme la mise en place de stratégie de défense.

Nous parlons de stress lorsque nous sommes confrontés à une situation de menace pour notre vie ou à un enjeu ponctuel ou durable, notre corps réagit de façon prompte pour apporter une solution. Dans ce cas, tout le corps se met en alerte, aussi bien le corps physique, le corps énergétique et le corps astral.

Tout s'accélère en nous afin de trouver une solution rapide au problème posé.

Le stress est non seulement utile, mais nécessaire à la survie. Il est donc un état normal qui réveille beaucoup de choses en nous. C'est seulement sa répétition, son intensité ou sa durée, qui peuvent affecter notre organisme. Lorsqu'il est excessif et s'installe dans la durée, il devient alors l'une des principales causes de l'acidification grave du corps physique, d'où des maladies, telles que :

- l'hypertension artérielle ;
- la nervosité ;
- la fatigue ;
- la dépression ;
- etc…

Le stress épuise aussi bien le corps physique que le corps éthérique. Il peut conduire à la pollution et au blocage de l'énergie vitale au niveau des organes et des méridiens.

3.4.2. Émotions et sentiments non contrôlés

Les émotions et les sentiments non contrôlés et dits négatifs comme la colère, les soucis, l'irritation prolongée et les frustrations ont des effets puissants et indésirables sur les corps énergétique et physique. La colère et les soucis intenses dévitalisent tout le corps énergétique, le rendant accessible à toutes sortes de maladies.

Les émotions négatives provoquent des dérangements dans le corps énergétique (corps éthérique) et par conséquent le corps physique tout entier tombe malade. Il vous est certainement déjà arrivé après avoir éprouvé une colère intense ou après une dispute, de vous sentir physiquement exténués ou même de tomber malade. Ceci arrive parce que le corps énergétique et le corps physique visible ont été vidés de l'énergie vitale et deviennent alors sensibles à l'infection.

Il est désormais clair pour nous que les émotions et les sentiments négatifs affectent dangereusement le corps éthérique en privant les centres énergétiques d'énergie vitale conduisant ainsi à l'acidification du corps physique.

3.5. *Mauvaise manière de s'alimenter*

Le but visé en s'alimentant est d'apporter au corps physique les nutriments et calories nécessaires à son bon fonctionnement tout en évitant l'acidification des 70% d'eau qui le constituent. Ce qui veut dire que l'aliment consommé doit passer par les différentes étapes de la digestion. Or, cette dernière n'est que la transformation des macromolécules du bol alimentaire en de petites molécules appelées nutriments. Ces derniers sont assimilables par l'organisme. Pour devenir des nutriments, les aliments subissent à la fois deux sortes de transformations lors de la digestion le long du tube digestif. Il s'agit de :

- la transformation mécanique ;
- la transformation chimique.

3.5.1. Transformation mécanique

Elle se déroule en trois (03) phases depuis la bouche jusqu'à l'intestin grêle en passant par l'estomac. Il s'agit :

- de la mastication (au niveau de la bouche) ;
- du brassage stomacal (au niveau de l'estomac) ;
- du brassage intestinal (au niveau de l'intestin).

Ces trois phases conditionnent la qualité de la digestion. Si par exemple, la mastication est de mauvaise qualité, soit qu'elle est trop rapide ou soit qu'elle est brûlée, on ne pourra pas s'attendre à une bonne digestion, d'où l'acidification du corps physique. Lors de la transformation mécanique, la mastication est la phase capitale qui requière beaucoup de soins et de temps. Quand cette phase est ratée, cela veut dire qu'on s'alimente mal.

3.5.2. Transformation chimique

Elle est également très importante dans le processus de la digestion. Elle se déroule aussi tout le long du tube digestif, depuis la bouche jusqu'à l'intestin grêle en passant également par l'estomac.

C'est en ce moment précis que les sucs digestifs se mélangent au bol alimentaire pour libérer leurs enzymes (substances chimiques). C'est aussi l'occasion pour la bile sécrétée par le foie de se mélanger au bol alimentaire pour neutraliser l'acidité du chyme stomacal et d'émulsionner les lipides ; ce qui favorise l'action du pancréas. Ce dernier apporte son insuline pour assainir le milieu et le rendre alcalin. La transformation chimique ne peut être efficace qu'aux quatre conditions suivantes :

- une bonne mastication du bol alimentaire ;
- l'eau doit être prise avant les repas et non pendant ni juste après ;
- l'eau ne sera consommée que rigoureusement 3 heures après le repas ;
- l'écart entre le premier et le second repas est d'au moins 6 heures et de 5 heures entre le second et le troisième repas.

Le non respect de ces quatre prescriptions conduit inévitablement à l'acidification du corps physique.

3.6. Mode de vie

3.6.1. Sédentarité

La sédentarité est un des maux du siècle. Elle correspond à une activité physique faible ou nulle avec une dépense énergétique proche de zéro.

En nous référant à la définition faite sur la sédentarité, il a été fait mention d'une dépense énergétique proche de zéro. De quoi s'agit-il exactement ?

La dépense énergétique dont il est question ici est de l'énergie calorifique. Nous avions parlé auparavant de l'énergie vitale qui maintient la vie dans le corps physique. Par contre, l'énergie calorifique est cette énergie qui donne la force aux muscles et aux nerfs pour leur permettre d'assumer les différentes fonctions, à savoir :

- le battement du cœur pour la circulation du sang ;
- le mouvement des bras pour soulever, déplacer, presser des objets et effectuer diverses activités ;
- le mouvement des jambes pour le déplacement et autres activités ;
- la digestion des aliments à travers la mastication, le brassage stomacal et le brassage intestinal du bol alimentaire.

De ce fait, nous comprenons que l'énergie calorifique est très indispensable pour le bon fonctionnement du corps physique, le déplacement de l'homme et la pratique des exercices.

Cette énergie est désignée sous le nom de calorie et quantifiable sous les unités de mesure : calorie (cal), kilocalorie (kcal), joule (J) et kilojoule (KJ).

C'est aussi grâce à cette énergie calorifique que la température intérieure du corps physique est portée à 37°C. Elle participe aussi au métabolisme de la digestion des aliments.

L'énergie calorifique est apportée au corps physique par la quasi-totalité des aliments que nous mangeons, mais plus particulièrement par les aliments riches en protéine, glucide et lipide. Sa demande par le corps dépend de notre mode de vie. Les plus actifs en ont besoin beaucoup plus, tandis que les sédentaires en petite quantité.

En principe, la quantité journalière d'énergie calorifique apportée au corps doit être dépensée dans une très grande proportion de telle sorte qu'il ne doit pas y en avoir de reste en trop grande quantité. Ces réserves de calorie dans le corps sont stockées sous forme de la graisse et surtout dans la région de la peau et dans certains organes. Elles deviennent ainsi encombrantes et se transforment au fil des jours, des mois et des années en des déchets et des toxines dans l'organisme.

Etant donné qu'une personne sédentaire ne cesse de consommer des aliments, ce qui explique qu'elle emmagasine des calories de jour en jour, mais qu'elle ne dépense presque pas. Par conséquent, ces dépôts de graisses, d'excès de cholestérol, de déchets et de toxines vont provoquer l'acidification et le mauvais fonctionnement de l'organisme, d'où les maladies chroniques, telles que l'hypertension artérielle, le diabète, le cancer, l'accident vasculaire cérébral, etc…

3.6.2. Absence de sport

Nous savons que le corps humain fonctionne avec l'énergie calorifique provenant des aliments et que l'excès de réserves de cette énergie lui est très nuisible.

Il n'existe que deux moyens logiques pour forcer l'organisme à puiser dans ses réserves calorifiques pour éviter l'encombrement des parois et l'accumulation des toxines et déchets :

- soit, freiner les entrées, par l'adoption d'un régime alimentaire approprié ;
- soit, augmenter les dépenses en énergie calorifique, et c'est le rôle de l'exercice physique et le sport en général.

Malgré toute sa bonne volonté, l'homme ne parvient pas à contrôler de façon efficace son alimentation. C'est pourquoi, le sport est le moyen indiqué.

La pratique du sport permet de mettre en travail intensif tous les muscles du corps sans exception, ce qui facilite le fonctionnement de l'organisme, l'élimination rapide et efficace des toxines et déchets du corps.

Plus les muscles sont soumis aux travaux intensifs, plus ils consomment des calories d'où la diminution rapide des réserves de graisse. L'exercice physique a un effet nettoyant aussi bien au niveau du corps physique que du corps énergétique. Avec la transpiration on élimine les substances de déchets et les toxines. Lorsqu'on pratique le sport, l'énergie vitale fraîche entre abondamment aussi bien dans le corps physique que dans le corps énergétique, ce qui favorise le nettoyage des deux corps, d'où la santé. Avec l'exercice régulier, la circulation du sang et de l'énergie vitale s'améliore beaucoup.

Nous comprenons désormais que l'absence du sport dans la vie d'un homme est aussi un facteur d'acidification rapide et d'accumulation de graisses dans l'organisme.

3.6.3. Excès d'activités physiques

Toutes les activités physiques sont basées sur les travaux des muscles et la quasi-totalité des organes vitaux et plus particulièrement le cœur et les poumons. Or, les muscles ont besoin de calories et de protéines pour se mettre en mouvement et donner de rendement. Ce qui veut dire que notre organisme doit disposer d'assez d'énergie calorifique fraîchement acquise pour tenir longtemps face à des activités qui vont durer dans le temps. Malheureusement, la plupart des personnes qui se livrent aux excès d'activités physiques ne parviennent pas à répondre correctement aux demandes de l'organisme en calorie et en protéine. Ce déficit crée dans le corps physique une faiblesse générale des organes vitaux et des muscles.

Lorsque le corps manque de protéines, il va les puiser dans les muscles au moment où ces derniers en ont besoin le plus. Ceci conduit à l'usure rapide et dangereuse des muscles. Dans ces conditions, nous constatons un dysfonctionnement de tout l'organisme. Ce qui affecte gravement les fonctions d'élimination des déchets et toxines.

Les premières conséquences se traduisent par l'acidification du corps. Nous allons alors retenir que l'excès d'activités physiques affecte gravement la santé.

3.6.4. Sommeil insuffisant

Le sommeil est une fonction indispensable du corps physique. Il doit être libre et continu. Lorsqu'il connaît des perturbations, cela signifie qu'il y a un dysfonctionnement de tout l'organisme. Le sommeil ne doit pas être assisté ni par des somnifères chimiques, ni naturels. Il doit être libre et rimer avec le cycle de la circulation de l'énergie vitale. Il n'est pas un fait de hasard. Il existe deux types de sommeil, à savoir :

- le sommeil facultatif ;
- le sommeil obligatoire.

3.6.4.1. Sommeil facultatif

Ce type de sommeil est la conséquence de l'excès de fatigue du corps, le manque considérable d'énergie calorifique ou vitale, la consommation d'excès d'alcool ou de drogue, le non-respect des horaires de sommeil. C'est en quelque sorte, le moyen par lequel l'organisme s'impose le repos lorsqu'il est débordé. C'est en ce moment précis que le corps se libère de sa fatigue, de récupérer de l'énergie vitale de l'air à travers la respiration et de permettre à tous les muscles de se remettre en condition pour reprendre les activités.

En réalité, ce genre de sommeil ne profite guère aux organes vitaux. C'est aussi un sommeil qui n'a pas un horaire fixe. Il dépend du mode de vie adopté.

En principe, l'homme peut se passer de ce sommeil, du moment où par un simple repos ou une bonne relaxation, l'organisme peut se remettre de la fatigue.

3.6.4.2. Sommeil obligatoire

Le sommeil obligatoire est d'une durée de 6 heures d'affilé. Il commence tous les jours à 23 heures et se termine le lendemain à 5 heures. Il couvre les 3 créneaux suivants : les créneaux n°10, n°11 et n°12. Ceci ne signifie pas que c'est à 23 heures qu'on ira se coucher, mais plutôt environ 30 minutes avant. En principe, le corps est programmé pour se coucher à 22 heures 30 minutes ([5]). C'est à cette heure que nous commençons à bailler. Notre corps nous réclame le sommeil de la manière suivante : la mélatonine qui est l'hormone du sommeil commence à sécréter progressivement dans le sang à partir de 22 heures 30 minutes. Ceci nous pousse à bailler et par finir nous plonge dans le sommeil autour de 23 heures. Normalement, nous ne devrions pas nous y opposer au risque de manquer plus tard le sommeil.

Ce sommeil est dit obligatoire, non pas parce que le corps va se reposer, mais plutôt pour permettre à la vésicule biliaire, au foie et aux poumons de recevoir successivement leur maximum d'énergie vitale et de procéder à la détoxification du sang et de tout l'organisme. Et tout cela ne sera possible que si le corps physique est totalement plongé dans le sommeil sous l'effet continu de la mélatonine.

Nous allons, à titre de rappel vous dire que la vésicule biliaire est couplée au foie. Ce qui veut dire que tous ces deux organe et viscère se complètent dans leurs tâches. Voici ce qui se

---

([5]) Source : (M. CHOA KOK SUI, 2003)

passe entre 23 heures et 5 heures pendant notre sommeil ([6]).
De 23 heures à 01 heure, c'est le créneau de la vésicule biliaire.
A 23 heures justes, elle cesse de sécréter la bile et reçoit son
maximum d'énergie vitale jusqu'à 01 heure.

De 01 heure à 03 heures, c'est le créneau du foie. Ce dernier
reçoit son maximum d'énergie vitale et poursuit son travail
intense de détoxification qu'il a commencé depuis 23 heures
jusqu'à 03 heures. Il lui faut au total 04 heures pour faire ce
travail capital pour le bien-être de tout l'organisme. Etant couplé
à la vésicule biliaire, il anticipe sur son temps en profitant de la
période de cette dernière.

De 03 heures à 05 heures, c'est le créneau des poumons. Ces
derniers reçoivent leur maximum d'énergie vitale. Au même
moment, ils poursuivent l'œuvre de détoxification de l'organisme
à travers l'apport suffisant d'oxygène au corps et l'élimination du
dioxyde de carbone. Nous devons retenir que c'est pendant ces
06 heures de sommeil que les vrais travaux de détoxification
du corps se déroulent. Sans le sommeil, cela ne se produirait
pas. Ce qui veut dire qu'à chaque interruption du sommeil, il y
a suspension du processus de détoxification. A chaque fois que
nous réduisons la durée de sommeil obligatoire, nous réduisons
également le temps d'élimination des toxines et des déchets
d'où l'acidification du corps physique.

([6]) Chronogramme de la circulation de l'énergie vitale

En réalité, le sommeil insuffisant concerne seulement les 06 heures de sommeil obligatoire.

3.7. Environnement pollué

L'être humain habite dans un environnement qui sera vu sous deux angles, à savoir :

- l'environnement extérieur ;
- l'environnement intérieur, c'est-à-dire la concession ou l'habitation.

Les politiques se concentrent généralement sur l'environnement extérieur pour ce qui est des sols, de la qualité de l'air et des risques environnementaux pour la santé publique.

Par contre, la préservation de la qualité de l'air intérieur et de l'hygiène au sein de notre habitation nous revient.

L'environnement intérieur peut être pollué, d'une part, par les déchets issus de nos activités intérieures quotidiennes, et d'autres part par des matières toxiques en provenance du milieu extérieur et contenues dans la poussière traînée par le vent qui souffle, soit par les semelles sales des chaussures, les roues de voiture et d'engin. Nous recevons et accumulons de façon inconsciente de matières nocives et des microbes pathogènes dans nos habitations. Ce qui veut dire que dans notre propre habitation nous sommes exposés à des contaminants nocifs et des micro-organismes présents sur les chaussures et les sols.

Pour sa fonction de détoxification par la voie de la respiration, le corps a besoin d'une meilleure qualité d'air, c'est-à-dire de l'air riche en dioxygène (O2) et pauvre en dioxyde de carbone (CO2) et autres polluants. Malheureusement, lorsque le milieu est pollué, le corps ne pourra que respirer de l'air impur et très pauvre en oxygène.

Il est alors préférable de laisser les saletés de vos chaussures derrière la porte à l'entrée. Il faut toujours se déchausser au dehors. Il est également conseillé de désinfecter le sol, de nettoyer les dessous de vos lits et les toiles d'araignée dans votre habitation, car ce sont en partie les sources de pollution de l'air que vous respirez chez vous. Nous avons alors grand intérêt à préserver notre cadre de vie pour éviter l'acidification de notre corps physique.

3.8. Prise des médicaments, d'alcool et de drogues

Les médicaments de composition chimique, l'alcool et les drogues ne sont pas sans danger aussi bien sur le corps physique que le corps énergétique. Etant de nature acide, ils font virer toute l'eau du corps physique de l'état alcalin à l'état acide en créant au sein des cellules des radicaux libres. Ils s'attaquent prioritairement au foie, se mélangent au sang et finissent par influencer négativement tous les organes vitaux.

Ils s'attaquent progressivement à tout le système nerveux et finissent par affaiblir totalement le corps physique le rendant ainsi vulnérable à toutes sortes de maladies graves.

Leur mode d'action est d'attaquer gravement le foie, de l'affaiblir et de le détruire par la suite par une maladie grave, telle que : l'hépatite, la cirrhose et le cancer.

Nous allons retenir que ces trois substances représentent un danger pour le corps physique et que nous devons dans le mesure du possible, éviter d'en consommer ou d'en abuser. Car un foie malade ou totalement détruit ne pourra pas assumer efficacement ses fonctions de détoxification, de production de la bile et autres, d'où l'acidification du corps physique.

3.9. Foie malade

La fonction hépatique est capitale dans le métabolisme du bol alimentaire et la détoxification de tout le corps physique. Le foie contribue beaucoup au bon fonctionnement de la quasi-totalité des organes vitaux. C'est pourquoi, on dit parfois qu'il est le ''le chef d'orchestre'' par abus de langage. Le foie joue un rôle capital dans la longévité. Malheureusement, les abus de tous genres font qu'il est rare aujourd'hui d'atteindre la centaine.

Le foie ne peut assumer ses diverses fonctions que lorsqu'il se porte bien. L'amer constat est qu'il est tout le temps agressé de par notre mode de vie au point où la plupart des humains ont leur foie malade sans qu'ils ne s'en rendent compte. Voici de quelle manière nous pouvons détruire facilement notre foie :

- l'alcool est le premier ennemi du foie. Notre foie ne supporte pas l'alcool, surtout quand il est consommé à jeun ou de façon abusive ;

- le médicament surtout de composition chimique, est le deuxième ennemi du foie. Notre foie ne supporte pas le médicament lorsqu'il est pris loin du repas. Il est conseillé de prendre le médicament peu avant le repas pour faciliter la tâche à notre foie. De même, quand le foie est trop sollicité ou agressé, ce sont les reins qui en pâtissent, avec pour conséquence l'insuffisance rénale ;

- le troisième groupe d'ennemis du foie est le tabac et les drogues.

En dehors de ces trois (03) catégories d'agresseurs que nous venons de citer, viennent ensuite :

- le manque d'eau ;

- le grignotage ;

- l'hyper-stress ;

- le gras en grande quantité pris en dehors des repas des créneaux N°2 et N°5 ;

- le sucre rapide ;

- le manque de repos ;

- la consommation excessive de riz, de blé et ses dérivés.

Nous pouvons alors tirer la conclusion que si le foie ne fonctionne pas, c'est une insuffisance rénale qui s'en suivra. Lorsque le principal organe de détoxification qui est le foie est détruit, et que le second qui est le rein est également atteint, nous allons inévitablement nous attendre à l'acidification excessive de tout le corps physique, d'où les maladies chroniques.

3.10. Mauvaise qualité d'emballages alimentaires

Les emballages alimentaires sont l'ensemble des matériaux en contact direct avec les aliments. Ils servent dans :

- la conservation des qualités nutritionnelles et organoleptiques ;
- la facilitation du transport ;
- l'usage et l'information ;
- l'entreposage ;
- la protection et la limitation des risques de contamination.

Ils sont fabriqués avec différentes sortes de matières, qui sont :
- le plastic ;
- le métal ;
- le papier et le carton ;
- le bois ;
- le verre ;
- etc…

Le recours aux emballages comporte des risques potentiels sur la santé dont voici les principaux mécanismes :

- la sorption. Il s'agit de l'absorption de composés de l'aliment par l'emballage ;
- la perméation qui vient souvent après la sorption. L'aliment sera contaminé par l'emballage ;
- la migration, qui est le transfert de constituants de matériaux utilisés au sein de l'aliment.

Hormis le verre, tous les autres matériaux font objet de doute par rapport à la garantie de la santé. La plupart de ces emballages semblent toxiques et capables d'affecter progressivement notre corps.

3.10.1. Emballages alimentaires en plastic

L'utilisation des emballages en plastic est beaucoup plus courante et facilite la tâche à beaucoup de personnes. Il n'en demeure pas moins que certains produits du plastic contiennent des substances chimiques qui peuvent nuire à notre santé sans qu'on ne s'en rende compte. Certains plastics contiennent des additifs qui leur confèrent certaines qualités du point de vue flexibilité, résistance, coloration, extensibilité et ignifugation. Ces substances chimiques qui entrent dans la transformation du plastic font qu'il devient un potentiel agent de contamination des aliments. Leur migration dans les aliments acides ou gras à température élevée est plus facile. C'est pourquoi, il est recommandé de conserver au frais les produits emballés dans du plastique, et de les consommer au plus tôt après achat pour limiter le temps de contact de l'aliment avec le plastic. Il est également conseillé d'éviter de réchauffer les aliments aux micro-ondes dans des matières plastiques.

Il est clair aujourd'hui pour tous que nous ne pouvons pas nous passer totalement des emballages en plastic, mais une chose est possible. C'est de réduire le plus possible les risques de migrations des substances chimiques dans les aliments en évitant d'utiliser les contenants plastiques pour les aliments chauds, acides ou gras.

3.10.2. Emballages alimentaires en métal

Tout comme les plastics, les métaux représenteraient également un danger pour le corps, principalement les métaux lourds. L'aluminium qui fait partie des plus nocifs continue de s'imposer sur le terrain. Il est très utilisé dans la fabrication des emballages alimentaires de toute sorte. Ce qui n'est pas sans danger pour notre organisme. Voici de quelle manière les aliments peuvent être contaminés. Lorsque les aliments entrent en contact avec l'aluminium, de petites particules métalliques migrent dans les aliments pour les contaminer. Après consommation, ces petites particules métalliques se retrouvent dans notre organisme. Lors du métabolisme de la digestion, la plupart de ces particules sont évacuées de notre corps par les selles, mais une infime quantité se retrouve dans le sang et finissent par migrer dans certains organes, qui sont : les poumons, le cerveau, les reins, le foie et les os.

3.10.3. Emballages alimentaires en papier et en carton

Le plastic étant reconnu comme l'ennemi numéro un de la planète, c'est-à-dire par rapport à ses effets nocifs sur l'environnement et la santé de l'être humain, le premier recours fut la fabrication des emballages en papier et en carton. Malheureusement cet enthousiasme sera de courte durée. Les emballages en papier et carton seraient également nocifs pour la santé. Qu'ils contiendraient des substances chimiques pouvant altérer la santé. Le risque de contamination serait malheureusement encore plus élevé avec le papier et le carton recyclés. Lors du recyclage, les anciens emballages sont mélangés à de l'eau afin de reconstituer de la pâte à papier. Les encres et d'autres substances se retrouvent mélangées au reste et entrent ainsi directement dans la composition du carton. Lorsqu'il n'y a pas de sachet protecteur entre l'emballage et l'aliment, le risque de migration des substances nocives est donc important. Concrètement, les amines aromatiques et les filtres ultraviolets (UV) contenus dans ces emballages se transfèrent dans les aliments et donc directement dans l'organisme.

Ces substances chimiques semblent provenir des encres de couleurs utilisées sur le packing des aliments et qui migrent de l'emballage vers l'aliment avant d'atteindre nos organismes. Dans ces conditions, il serait souhaitable de privilégier au maximum les aliments en vrac, en apportant ses propres contenants.

3.10.4. Emballages alimentaires en bois

L'utilisation d'emballages alimentaires en bois n'est pas sans danger sur notre santé. Le risque de contamination des aliments par migration de certaines substances est suspecté. Le seul critère de l'essence de bois ne permet pas d'apprécier de façon objective l'aptitude au contact alimentaire de l'emballage en bois. Il faudra aussi prendre en compte l'utilisation éventuelle de produits de traitement du bois ainsi que celle de matériaux intermédiaires.

En attendant la mise en place d'une réglementation sur la fabrication et l'utilisation des emballages en bois, il serait souhaitable d'être prudent et de voir dans quelles mesures les éviter afin de diminuer les risques de pollution et d'acidification de votre corps physique.

3.10.5. Gestes indispensables pour limiter les risques de contamination

Il est vrai que la situation est encore confuse au niveau du degré de contamination des aliments par les emballages. C'est pourquoi, nous devons adopter une attitude de méfiance jusqu'à ce que tout soit clarifié par les pouvoirs publics.
En attendant :

- priorisez les emballages en verre qui semblent sans reproche pour le moment. Le verre étant le seul matériau d'emballage dont la neutralité est reconnue par la communauté scientifique ;
- évitez de réchauffer vos aliments dans des emballages en plastic aux micro-ondes ;
- achetez au maximum vos aliments en vrac, en apportant vos propres contenants (bocaux en verre ou sacs en tissu réutilisables par exemple) ;
- évitez de verser ou de conserver des aliments chauds dans des contenants en plastic, en papier, en carton ou en bois ;
- évitez de conserver très longtemps les aliments dans les emballages, à l'exception de ceux en verre.

CHAPITRE IV : CONSÉQUENCES DE L'EXCÈS D'ACIDIFICATION DU CORPS PHYSIQUE

Un rapport de l'Organisation Mondiale de la Santé (OMS) sur la santé nous révèle ce qui suit ([7]):

- 80% de la population mondiale sont des malades non avérés ;
- 15% de la population mondiale sont des malades avérés sous traitement médical ;
- 5% de la population mondiale sont des personnes saines en bonne santé (majoritairement les nouveaux-nés).

Cet état de chose traduit clairement les conséquences de l'acidification excessive du corps physique et la présence des toxines dans le sang. Ces conséquences sont diverses et multiformes. Il s'agit :

- de la multiplication et du développement des radicaux libres et des microbes pathogènes ;
- de la surcharge des organes et viscères ;
- du blocage de l'énergie vitale ;
- de la surcharge du sang ;
- de la congestion des centres d'énergie vitale (les chakras) ;
- du vieillissement rapide du corps physique ;
- de la diminution de l'immunité du corps physique ;

([7]) Source : (Compagnie TIANSHI Sarl, 2003)

- des maladies chroniques.

Nous allons poursuivre avec un développement explicite de chacune des conséquences de l'excès d'acidification du corps physique sur la santé.

4.1. Multiplication et développement des radicaux libres et des microbes

En nous référant au rapport de l'OMS sur la santé, nous comprenons que la majorité des êtres humains sont des malades ambulants qui s'ignorent. La science nous apprend que les maladies sont causées par les microbes pathogènes et des radicaux libres. La santé du corps physique ne peut être affectée que par ces deux catégories d'ennemis. Les premiers sont des êtres vivants appelés des microbes pathogènes. Les seconds appelés des radicaux libres, proviennent des toxines et de l'acidification excessive du corps physique.

4.1.1. Qu'appelle-t-on radicaux libres ? (*)

Les radicaux libres sont des molécules chimiques instables principalement synthétisés dans les cellules du corps physique lors des réactions avec l'oxygène. Cette instabilité chimique fait que les radicaux sont très réactifs. Certaines des réactions avec

---

(*) Source : (Compagnie TIANSHI Sarl, 2003)

des structures de la cellule du corps entraînent des dégâts en leur sein.

Les radicaux libres en surnombre ont un effet nuisible sur le vieillissement des cellules et sont impliqués dans de nombreuses pathologies, comme les cancers, les maladies cardiaques, les maladies neuro dégénératives (Alzheimer, parkinson), les intoxications, etc…

4.1.2. Lutte contre les radicaux libres et les microbes pathogènes

Nous allons vous faire découvrir les points forts et les points faibles des deux ennemis redoutables du corps physique, en l'occurrence : les microbes pathogènes et les radicaux libres. Les microbes pathogènes sont des êtres qui vivent et se multiplient rapidement dans un milieu acide. Plus un corps est acide, plus facile et rapide est sa destruction par ces micro-organismes. Par contre, ces derniers ne supportent pas longtemps un milieu alcalin. C'est pourquoi, il est conseillé de maintenir le corps dans un état alcalin.

Pour qu'un corps soit un milieu alcalin, il suffit que la qualité d'eau qui le constitue soit de l'eau alcaline.

Les radicaux libres qui représentent également un grand danger pour la santé sont fabriqués du fait de l'acidité et des toxines contenues dans le corps. Ils supportent mieux le milieu acide. Par contre, le milieu alcalin ne leur est pas du tout favorable. Seuls, les antioxydants parviennent à les combattre. Ces derniers sont des nutriments spécifiques qui préviennent ou ralentissent les dommages causés par les radicaux libres dans nos cellules. Les phyto nutriments ([8]) agissent comme des antioxydants pour aider l'organisme à lutter contre les radicaux libres.

Les antioxydants se retrouvent dans les légumes et les fruits. C'est pour venir à bout des radicaux libres qu'il est recommandé de consommer les légumes pendant les trois (03) principaux repas. Les fruits étant riches en glucides ne se consomment qu'au créneau N°7 entre 17 heures et 19 heures.

4.2. *Surcharge des organes d'élimination des déchets et toxines*

Les déchets et toxines représentent un danger pour le corps physique. Les fonctions d'élimination et d'évacuation sont assumées par cinq (05) organes, qui sont :

- le foie ;
- les reins ;
- les intestins (grêle et gros) ;
- les poumons ;
- la peau.

([8]) Les phyto-nutriments sont des nutriments contenus dans les végétaux

4.2.1. Fonctions du foie

Le foie est l'un des organes les plus polyvalents et les plus complexes de l'organisme. A lui seul, il assure trois (03) fonctions métaboliques essentielles :

- la fonction de digestion ;
- la fonction d'épuration ;
- la fonction de synthèse et de stockage.

4.2.1.1. Fonction de digestion

• le foie fabrique et sécrète chaque jour environ un (1) litre de bile qui est stocké dans la vésicule biliaire ;

• il digère les graisses ; absorbe les lipides et élimine le cholestérol et les toxines ; un défaut de synthèse ou de sécrétion biliaire aurait pour conséquences une stagnation prolongée des déchets dans le foie, entrainant une dégradation du système digestif ;

• il métabolise, filtre, trie et neutralise les déchets. Ceux-ci sont, soit évacués vers le tube digestif via la vésicule biliaire, soit transformés et dirigés vers les reins.

4.2.1.2. Fonction d'épuration

Le foie filtre le sang et le débarrasse d'un certain nombre de substances toxiques, qui sont neutralisées puis excrétées dans l'urine ou la bile. Cette phase d'épuration se déroule durant les créneaux N°11 et 12, c'est-à-dire de 23 heures à 03 heures et bien sûr pendant le sommeil obligatoire.

4.2.1.3. Fonction de synthèse et de stockage

• le foie fabrique et stocke des éléments indispensables à l'organisme ;

• il participe au métabolisme des glucides, des protéines et des lipides à partir des nutriments absorbés et libère progressivement du glucose dans le sang ;

• il régule ensuite leur distribution à l'ensemble de nos organes ;

• il assure la fonction de stockage de certaines vitamines, principalement A et B12 et des minéraux, qui seront libérés au gré des besoins de l'organisme.

4.2.2. Fonctions des intestins

Il existe deux sortes d'intestins, qui sont :

- l'intestin grêle ;
- le gros intestin, encore appelé le côlon

4.2.2.1. Fonctions de l'intestin grêle

L'intestin grêle est la partie de l'appareil digestif qui débute à l'estomac et se termine au côlon (le gros intestin). Il se situe entre l'estomac et le côlon. Il est la partie la plus longue du tube digestif et mesure 6,5 à 7 mètres de long. Il possède une grande surface d'absorption. Son rôle est de poursuivre la digestion des aliments commencée dans l'estomac et d'absorber les différents nutriments à travers les cellules de sa paroi. Les contractions de l'intestin grêle font avancer les aliments à l'intérieur pour les conduire jusqu'à l'entrée du côlon. Ce long trajet donne suffisamment de temps à notre organisme d'absorber la grande majorité des substances nutritives, seules l'eau et les matières indigestes se retrouvent à l'entrée du côlon.

4.2.2.2. Fonctions du gros intestin

Le gros intestin est situé dans l'abdomen, entre l'intestin grêle et le rectum. Il est plus court que l'intestin grêle.

Son rôle est d'absorber l'eau qui reste dans les matières indigestes, c'est-à-dire les aliments partiellement digérés, puis de compacter celles-ci sous la forme de selles et les emmagasiner jusqu'à leur évacuation du corps lors de la défécation. A la défécation, les selles emmagasinées dans le gros intestin passent dans le rectum avant d'être évacuées par l'anus.

4.2.3. Fonctions des poumons

L'être humain possède deux poumons logés dans la cage thoracique au-dessus du diaphragme et protégés par les côtes.

Les principales fonctions des poumons sont de transférer dans le sang l'oxygène présent dans l'air et d'évacuer dans l'air le dioxyde de carbone présent dans le sang. L'air entre par la bouche ou le nez et descend dans la trachée, les bronches et les bronchioles jusqu'aux alvéoles. En d'autres termes, les poumons assurent les échanges gazeux entre l'air et le sang et participent à la distribution de l'oxygène. Lors du processus d'échanges gazeux, l'oxygène passe dans le sang au travers des parois des alvéoles pulmonaires pour se diffuser dans les capillaires pulmonaires. L'oxygène pénètre dans le sang au moment de l'inspiration. Le gaz carbonique est pour sa part extrait du sang au moment de l'expiration.

4.2.4. Fonctions des reins

Les reins sont deux petits organes localisés tout juste dans la partie postérieure de l'abdomen, de part et d'autre de la colonne vertébrale sous les dernières côtes.

Chaque rein mesure environ 11 cm de long et est relié à l'artère aorte et à la veine rénale. Les reins sont des organes vitaux sans lesquels on ne peut pas vivre. Ils assurent plusieurs fonctions, à savoir :

- la fonction d'équilibre ; elle porte essentiellement sur l'eau et les sels minéraux, en particulier le sodium (ou sel de cuisine), le potassium, le calcium, le bicarbonate (qui règle l'acidité du sang), le magnésium. Cette fonction d'équilibration est très importante car elle assure une grande liberté dans l'alimentation et les boissons ;

- la fonction de filtration, d'épuration du sang (élimination des toxines) et l'excrétion d'urine. Cette dernière est un mélange de l'excès d'eau dans le sang, d'urée, d'acide urique, de créatinine et des substances chimiques absorbées lors de la prise des médicaments. Les reins filtrent environ 120 litres de sang par jour, produisant 1 à 2 litres d'urine ;

- la régulation de la tension artérielle par :

• la production d'hormones (rénine, bradykinine) qui entraînent une vasoconstriction ou une vasodilatation) ;

• la régulation de la bonne quantité d'eau et de sodium (ou sel) dans l'organisme ;

• la sécrétion de la vitamine D ; cette vitamine dite forme active joue un rôle important dans la minéralisation de l'os et le maintien d'un taux sanguin normal de calcium. Un manque de vitamine D est fréquent lorsqu'il existe une insuffisance rénale ;

• la sécrétion d'une hormone appelée Epoïétine (ou EPO). Cette hormone sert à stimuler la production d'hémoglobines et de globules rouges par la moelle osseuse. Un manque d'EPO est fréquent lorsqu'il existe une insuffisance rénale, responsable d'une anémie.

4.2.5. Fonctions de la peau (*)

La peau constitue à la fois le plus grand et le plus lourd organe du corps humain. Elle représente 16% de son poids total. D'un point de vue chimique, elle comprend en moyenne :

- 70 % d'eau ;
- 27,5% de protéines ;
- 0,5 % de sels minéraux et oligo-éléments;
- 2 % de matières grasses (lipides);

Elle est constituée de trois (03) couches de tissus :

- l'épiderme, (la couche superficielle) ;
- le derme, (la couche intermédiaire) ;
- l'hypoderme encore appelée couche de graisses, (la couche profonde).

Sous la surface cutanée se trouvent des fibres et des terminaisons nerveuses, des glandes, des follicules pileux et des vaisseaux sanguins.

La peau a de nombreuses fonctions importantes, notamment :

- la protection de l'organisme vis-à-vis du milieu extérieur (chocs, pollutions, microbes, rayons ultraviolets émis par le soleil, frottements, produits chimiques,…). Elle empêche les

(*) Source : (Encyclopédie Wikipédia)

substances dangereuses de pénétrer dans le corps, tout en conservant dans l'organisme des produits chimiques et les nutriments vitaux ;

- la régulation de la température corporelle : la protection contre la chaleur et le froid et le maintien de la température corporelle ;
- le maintien de l'équilibre électrolytique ;
- la détection des stimuli douloureux et plaisants ;
- la participation à la synthèse hormonale ;
- la sensibilité ;
- la cicatrisation ;
- l'immunité ;
- l'excrétion des substances nocives du corps via la sueur et le sébum.

Nous venons ainsi de décrire les différentes voies d'élimination des déchets et toxines du corps. Si ce processus d'élimination et d'évacuation ne suit pas la vitesse de pollution et que le corps venait à être dans un état acide, il va se poser un grand problème de saturation de tout le corps. Les organes d'élimination et d'évacuation auront du mal à mieux se porter, à disposer d'une quantité suffisante d'oxygène pour survivre et seront plus sollicités qu'en temps normal. Ils devront alors travailler davantage dans le but de transformer au plus vite le milieu.

Malheureusement, étant donné qu'il y aura tous les jours d'apports de déchets et de toxines de part notre alimentation et notre mode de vie, ces organes d'élimination et d'évacuation seront finalement submergés, manqueront de repos. Ils ne pourront plus assumer correctement leurs fonctions.

Les conséquences seront de deux ordres :

- tous les organes du corps, sans exception, seront totalement affaiblis et se retrouveront dans l'incapacité de faire quoi que ce soit ;
- l'organisme sera inévitablement la proie de toutes sortes de maladies chroniques.

4.3. Blocage de l'énergie vitale

Pour expliquer le phénomène de blocage de l'énergie vitale dû à l'acidification et la présence d'excès de toxines dans le corps physique, nous allons revenir sur le lien qui existe entre le corps physique et le corps énergétique. Ces deux corps sont si étroitement liés au point que, ce qui influence l'un, influence aussi l'autre et vice-versa. Par exemple, si la gorge, bioplasmique (gorge du corps énergétique) est affaiblie, on pourrait alors voir se manifester sur le corps physique : la toux, le refroidissement, le mal de gorge, l'amygdalite ou autres problèmes liés à la gorge.

Si une partie quelconque du corps énergétique s'affaiblit, soit à cause d'une congestion ou d'un vide, la contrepartie physique visible ne fonctionnera plus de manière adéquate ou sera davantage sujette à des infections et vice-versa. Le corps énergétique et le corps physique visible s'influencent mutuellement. Ce qui traduit ''la loi de la correspondance''.

La première question qui peut nous sauter à l'esprit est de vouloir savoir comment le corps énergétique peut être guéri. C'est bien simple. Il y a deux moyens possibles qui sont :

- la thérapie naturelle de la médecine douce, notamment : la réflexologie, la prana-thérapie encore appelée la guérison pranique, la thérapie par le yoga, la méditation, la médecine Ayurveda, le Chi Kong Médical Extérieur, etc...
- la prière : Cette thérapie est basée sur la foi ardente. La prière est une thérapie infaillible (*). Elle opère des miracles lorsque la foi du malade et celle du praticien sont très ardentes. Elle rend tout possible. Elle agit très souvent de façon spontanée lorsque le praticien s'est assez exercé à la culture de la foi et a atteint un niveau très élevé de communication avec le Créateur. Elle ne connaît pas de maladie sans remède. En principe, on devrait toujours l'associer à toutes les autres thérapies, sans exception, surtout dans le cas des maladies chroniques.

(*) Source : (M. CHOA KOK SUI, 2003)

Cette thérapie agit de deux manières :

- soit, la guérison est spontanée ou progressive ;
- soit, le Créateur met le malade en liaison avec un spécialiste de la maladie qui le prendra en charge pour l'amener à la guérison.

Le traitement du corps énergétique par l'un ou les deux types de thérapies permet d'éliminer les déchets bioplasmiques qui sont les causes réelles du blocage de l'énergie vitale. Une fois que le corps énergétique est libéré de ses déchets bioplasmiques, le corps physique aussi, par la loi de la correspondance sera également libéré d'une bonne partie de ses déchets toxiques, d'où sa guérison.

Nous pourrons tirer la conclusion que l'acidification excessive et la présence d'une quantité importante de toxines dans le sang provoquent une dégradation notable du corps physique, ce qui induit par la loi de la correspondance le blocage de l'énergie vitale, aussi bien dans le corps énergétique que dans le corps physique.

4.4. Surcharge du sang

Le système cardio-vasculaire humain est un système dans lequel le sang circule constamment en transportant l'oxygène et les nutriments vers les organes et les vaisseaux sanguins.

Le cœur pompe le sang en continu vers les vaisseaux sanguins et dans tout le corps. Lorsque le sang circule, il exerce une pression contre les parois des vaisseaux sanguins. La force ainsi exercée est appelée la tension artérielle. Lorsque les vaisseaux sanguins perdent leur élasticité, la circulation sanguine devient difficile. Alors, le cœur essaie d'augmenter la force de poussée pour faire circuler le sang, ce qui provoque l'hypertension.

En principe, si le sang ne contient que l'oxygène et les nutriments, on ne parlerait pas d'hypertension. C'est qu'en plus de ces deux éléments, un sang acidifié contient des toxines, des polluants divers et des graisses saturées. Ces divers éléments provoquent rapidement la perte d'élasticité et l'obstruction des vaisseaux sanguins, d'où l'apparition de l'hypertension. Cette dernière a des complications graves sur la santé du corps humain.

Une fois que le sang surchargé a provoqué l'apparition de l'hypertension et que rien n'est fait pour la détoxification du sang et le changement du mode de vie chez l'individu, alors les vrais problèmes de santé s'installent.

L'hypertension non contrôlée est une menace importante pour la santé. Elle peut progressivement endommager le cœur, le cerveau, les reins et les yeux sans aucun symptôme.

4.5. *Congestion des centres d'énergie vitale (les chakras)*

Nous avons dit auparavant que le corps énergétique possède des centres énergétiques appelés "Chakras". En réalité, ce sont les chakras qui approvisionnent, métabolisent et contrôlent la circulation de l'énergie vitale dans le corps physique. Lorsque ce dernier est dans un état d'acidité excessive et rempli de déchets et de toxines, du coup les chakras (centres énergétiques) du corps énergétique connaissent des perturbations dans leur fonctionnement et dans l'apport de l'énergie vitale au corps physique. Soit ces chakras sont en déficit d'énergie vitale, soit ils en disposent mais en très mauvaise qualité dite "énergie sale." Dans le premier cas où les chakras manquent d'énergie, on parle de vide énergétique. Dans le second cas où l'énergie est sale et en surplus, on parle de congestion des chakras.

Il est désormais clair dans notre mémoire, que si un corps physique est dans un état acide, son allié, le corps énergétique sera également affecté, ce qui traduit la congestion des chakras et le blocage de l'énergie vitale.

4.6. *Vieillissement rapide du corps physique*

Notre santé dépend de la qualité de vie que nous offrons aux cellules de notre corps physique. Notre apparence physique est le reflet de leur état de santé. Si elles sont permanemment menacées, c'est par le vieillissement rapide du corps physique qu'on le constate. Un corps frais et plein d'éclat signifie qu'il est constitué des cellules qui bénéficient d'une meilleure qualité de vie.

Pour garantir une meilleure condition de vie aux cellules de notre corps, il faut rigoureusement les trois éléments suivants :

- les nutriments requis en quantité suffisante ;
- l'oxygène, également en quantité suffisante ;
- un milieu suffisamment alcalin.

Aucun des trois éléments n'est à négliger. Néanmoins, une priorité s'impose. Une cellule qui manque de nutriments pourra se défendre et tenir pendant un bon moment. De même, quand elle venait à manquer d'oxygène elle pourra tenir, sauf qu'elle va souffrir de supporter quelque moment les toxines. Par contre, lorsque son milieu n'est pas alcalin, c'est ce qu'il y a de plus grave. Elle ne supporte pas du tout le milieu acide. C'est un milieu qui la prive d'oxygène et de meilleure qualité de nutriment. Ce milieu favorise la création et la prolifération des radicaux libres. Un corps envahi par les radicaux libres est un corps qui court à sa perte, en commençant par un vieillissement rapide.

4.7. Diminution de l'immunité du corps physique

Le système immunitaire est notre mécanisme de défense naturel. Il nous protège contre les corps étrangers ou les agents pathogènes, comme les virus et les bactéries, en les identifiant puis en les éliminant lorsqu'ils pénètrent notre organisme. Il est constitué d'organes immunitaires appelés organes lymphoïdes, qui sont la moelle osseuse, les ganglions, la rate, les amygdales et le thymus. Ces organes immunitaires produisent des cellules immunitaires appelées les lymphocytes. La majorité de ces cellules immunitaires ne se trouvent pas dans le sang, mais plutôt dans les organes lymphoïdes.

Ce qu'il faut d'abord retenir est le fait que la défense du corps est naturelle et assumée par l'organisme lui-même à travers les cellules immunitaires appelées les lymphocytes. Or, toutes les cellules du corps ne résistent pas longtemps dans un milieu acide. Elles finissent toujours par mourir. Nous comprenons alors que les cellules immunitaires que sont les lymphocytes ne pourront pas vivre dans un corps acide et rempli de toxines pour assumer efficacement la défense de l'organisme. D'où, la diminution considérable de l'immunité du corps physique.

Pour garantir à l'organisme une meilleure condition d'immunité, il faut absolument œuvrer pour qu'il soit dans un état alcalin. Nous devons tout faire pour éviter l'acidification du corps. Les fonctions d'évacuation des déchets et toxines doivent être libres, efficaces et naturelles.

4.8. Maladies chroniques

Les maladies chroniques ne pourront qu'être la bienvenue dans un corps qui git dans un état acide, rempli de toxines et des déchets. Un corps dont les organes et viscères, le sang et l'énergie vitale sont surchargés, ce corps ne peut qu'être la proie des maladies chroniques. Un corps dont les fonctions d'élimination et d'évacuation des déchets et toxines sont en panne ne pourra qu'être un terrain fertile aux radicaux libres, aux bactéries et virus. Un corps qui vit une déficience immunitaire ne pourra plus rien contre ses envahisseurs. C'est ce qui explique la contamination facile et la présence des maladies chroniques dans la quasi-totalité des corps acidifiés et remplis de toxines. La plupart de ces maladies sont : le cancer, le diabète, l'hypertension artérielle, l'asthme, l'obésité, les affections pulmonaires, l'hépatite, les maladies de Parkinson, de Crohn(*), de Paget, la fibromyalgie, le syndrome de Guillain Barré, etc...

Ce sont des affections de longue durée qui en règle générale, évoluent lentement et s'aggravent souvent avec le temps. Elles peuvent générer des incapacités et conduire à la mort.

(*) Maladie inflammatoire chronique de l'intestin qui affecte les parois du tube digestif.

DEUXIÈME PARTIE :
LES MESURES DE PRÉVENTION
CONTRE LES MALADIES

CHAPITRE V : MODE DE VIE ET COMPORTEMENT RECOMMANDÉS POUR GARANTIR UNE SANTÉ PERMANENTE

Tout être humain, quel qu'en soit son statut, rêve toujours d'une bonne santé et d'une meilleure qualité de vie. L'un prime sur l'autre. A quoi servira la richesse sans la bonne santé. Rêver d'une bonne santé vaut un prix à payer. C'est celui d'une détermination qui se traduit par la ferme volonté de comprendre et d'adopter le mode de vie et le comportement qui cadrent avec le cycle de la circulation de l'énergie vitale dans le corps physique. Pour y parvenir, il faudra :

- adopter le régime chrono-nutrition ;
- consommer de l'eau alcaline ;
- se reposer suffisamment ;
- se relaxer au moment convenable ;
- se promener ;
- faire des exercices physiques modérés ;
- dormir suffisamment ;
- se donner toujours le moral ;
- apprendre à pardonner.

Nous avons déjà fait des commentaires sur la plupart de ces sujets. Néanmoins, nous allons revenir sur deux d'entre-eux pour bien les commenter, afin que vous les appropriez. Il s'agit :

- du régime chrono-nutrition ;
- de la consommation d'eau alcaline.

5.1. Régime chrono-nutrition

Nous avons désormais compris que les aliments et boissons acides, c'est-à-dire qui possèdent un pH inférieur à 7 et de nature oxydante sont déconseillés à la consommation.

D'après nos études, seuls les boissons et aliments alcalins, c'est-à-dire qui possèdent un pH supérieur à 7 et un pouvoir antioxydant sont recommandés à la consommation. Tout cela ne suffit pas pour que l'être humain s'assure que tout ce qu'il consomme peut lui garantir une meilleure qualité d'eau dans son corps physique. Il doit se soumettre à un régime dénommé ''régime chrono-nutrition'' qui tient grand compte de l'ordre de succession des 12 créneaux (périodes) de la journée et de la circulation de l'énergie vitale dans le corps physique.

Durant les 12 créneaux, c'est-à-dire pendant les 24 heures, l'homme ne peut manger que pendant 3 créneaux seulement. Il s'agit de :

- créneau n°2 (de 7 heures à 9 heures) ;
- créneau n°5 (de 13 heures à 15 heures) ;
- créneau n°7 (de 17 heures à 19 heures).

Le repas est obligatoire pendant les créneaux n°2 et n°5. Par contre, pendant le créneau n°7, le repas est facultatif et la consommation des fruits et légumes est nécessaire.

Il est à retenir que le temps minimum entre le premier et le second repas doit être d'au moins six (06) heures. Pendant l'écoulement de ce temps, c'est seulement de l'eau qu'il faut boire.

Avant de consommer son repas, il faut absolument consulter la montre pour savoir à quelle heure nous mangeons afin de programmer l'heure du prochain repas. Ce n'est pas parce que j'ai faim que je vais manger, mais plutôt qu'il est l'heure de manger. Il y a un temps pour manger dans la journée. Dieu, le créateur a tout programmé pour nous.

Voici ci-dessous les horaires.

5.1.1. Premier repas de la journée

En principe, le sommeil naturel et normal finit à 05 heures pour tout le monde sans exception. Mais, il arrive que cela aille par exception à 6 heures et 7 heures voire 8 heures chez certaines personnes. Ce qui n'est pas normal.

En réalité, un réveil qui dépasse 6 heures n'est pas recommandé. Nous devons retenir que notre corps fonctionne en synergie avec la nature. Le premier chant de coq les matins doit beaucoup nous enseigner. Ce n'est pas un fait de hasard. Ce n'est pas à la nature de s'adapter à notre rythme de vie, mais c'est à nous de suivre le rythme de la nature pour avoir une vie équilibrée. Quand devons-nous manger le matin pour en tirer grand profit pour notre corps physique ?

Pour définir la période propice, nous devons tenir compte de comment nous nous sommes réveillés. Il y a deux (02) façons de se réveiller les matins :

- soit, c'est un réveil naturel, c'est-à-dire que le sommeil finit de lui-même, par l'envie d'uriner, d'aller à la selle ou par un rêve. C'est qu'on est réveillé par un facteur intérieur. Nous parlons de ce fait de réveil naturel ;
- soit, c'est un réveil provoqué, c'est-à-dire que le sommeil va être interrompu par un facteur extérieur. C'est, quand on est réveillé par l'alarme d'une montre, par un bruit, par une personne etc…

5.1.1.1. *Premier repas dans le cas de réveil naturel*

Dès le réveil, on ouvre les yeux et on regarde l'heure. Dans l'intervalle d'une heure, on devrait avoir fini de manger. Si par exemple, vous vous êtes réveillés à 05 heures, au plus tard à 06 heures vous aurez fini de manger. Voici ce qui se passe dans notre corps lorsque nous nous réveillons de façon naturelle. Durant toute la nuit, c'est l'hormone appelée ''la mélatonine'' qui a été sécrétée pour nous maintenir en sommeil profond et pour permettre à la vésicule biliaire, au foie et aux poumons de se reposer, de recevoir leur maximum d'énergie vitale et de se régénérer. Dès qu'on ouvre les yeux de façon naturelle au réveil, la mélatonine cesse de s'écouler et c'est l'hormone de la digestion ''l'endomorphine'' qui prend la relève et se déverse pendant une (01) heure dans le corps pour faciliter la digestion. Cette hormone apporte à l'organisme l'énergie nécessaire à la digestion du premier repas de la journée. L'énergie nécessaire à la digestion d'un repas pris en dehors de cette période d'une heure après le réveil naturel sera puisée directement du corps physique même. Par conséquent, ce dernier sera en partie vidé de son énergie calorifique et plongera aussitôt dans un sommeil qui ne s'explique pas. Vous entendrez souvent certaines personnes dire qu'elles dorment dès qu'elles prennent leur premier repas les matins. C'est bien ça la raison. Pour éviter d'être lourd et de dormir après le premier repas du matin, il faut alors respecter la période d'une heure après le réveil naturel.

5.1.1.2. *Premier repas dans le cas de réveil provoqué*

Le premier repas de la journée se prend dans le créneau N°2 entre 07 heures et 09 heures. Mais il est aussi bon de le prendre dans le créneau N° 1 entre 05 heures et 07 heures, si on est réveillé tôt. C'est sans inconvénient, au contraire c'est très bénéfique pour notre foie.

Ce repas est le plus grand et consistant de la journée. Il est obligatoire et doit être pris en quantité suffisante. Nous devons bien nous rassasier.

Comme nous l'avons dit un peu plus haut, c'est la période du méridien de l'estomac. C'est en ce moment précis que l'estomac reçoit son maximum d'énergie vitale. Il est prêt pour recevoir sa ration consistante pour démarrer la journée .Si d'aventure, l'estomac venait à être privé de nourriture pendant cette période, le suc gastrique continue de sécréter dans le ventre vide, ce qui peut causer plus tard l'ulcère et d'autres maladies. Les repas qui sont pris en cette période sont riches en protéine et lipide. Il ne faut pas hésiter de consommer ces deux éléments en grande quantité.

Le corps est préparé pour digérer sans faille toute la quantité de protéine et de lipide qu'on aura mis à sa disposition dans cette période.

En dehors de la protéine et du lipide, il faut obligatoirement ajouter un troisième aliment. Il s'agit des légumes. Ils sont reconnus pour leur grand pouvoir antioxydant. C'est pourquoi, ils sont recommandés dans les trois repas de la journée. Ils peuvent être consommés frais, cuits ou secs.

En plus des protéines, lipides et légumes reconnus obligatoires pour le premier repas de la journée, il y a également des aliments dits ''d'accompagnement'' notamment les céréales, les tubercules, les pâtes, les farines, etc… Ils apportent des nutriments complémentaires au corps physique pour son bon fonctionnement. Ils contribuent également à l'apport de calorie à l'organisme.

Ce premier repas de la journée peut contenir toutes sortes de nutriments, à l'exception du glucide. Ce qui veut dire que nous ne devons pas consommer du sucre ni tous les aliments très riches en sucre et en amidon.

5.1.2. Deuxième repas de la journée

Le deuxième repas de la journée se prend dans le créneau N°5 entre 13 heures et 15 heures. Ce repas sera moins consistant et sera exactement composé des mêmes nutriments que celui du créneau N°2. Il sera rigoureusement pris 6 heures au moins après le premier repas et pas avant 13 heures. Il sera aussi composé des aliments riches en protéines, lipides et légumes frais, cuits ou secs. Les mêmes aliments d'accompagnement du premier repas sont également autorisés pour le second repas. A ce créneau de la journée, il faut manger peu et éviter de se bourrer le ventre. C'est la période (créneau) du méridien de l'intestin grêle. C'est en ce moment précis que l'intestin grêle reçoit son maximum d'énergie vitale. C'est lui qui va trier les aliments et les déchets pour garantir l'assimilation des nutriments nécessaires au bon fonctionnement de notre corps.

Ce deuxième repas de la journée peut également contenir toutes sortes de nutriments, à l'exception du glucide. La consommation du sucre et de tous les aliments contenant du sucre raffiné ou naturel est interdite, même en petite quantité. Nous pouvons citer les sucres raffinés (blanc ou roux), les fruits sucrés, certains tubercules, les pâtes, le lait sucré, le miel et les céréales en général.

5.1.3. Troisième repas de la journée

Le troisième et dernier repas de la journée se prend au créneau N°7 entre 17 heures et 19 heures. Il est facultatif. C'est le repas le plus léger et doit être très riche en glucide. Il ne doit pas contenir de protéine ni de lipide. C'est le repas qui sera toujours précédé d'une quantité suffisante de fruits.

Le corps étant totalement privé de sucre durant toute la journée, c'est à ce créneau qu'il reçoit son maximum de glucide. C'est aussi à cet horaire de la journée que le méridien du rein reçoit son maximum d'énergie vitale. Les fruits doivent être consommés 04 heures après le deuxième repas de la journée et peuvent être suivis du troisième repas 01 heure après. Ce dernier repas devrait être pris au plus tard à 19 heures ; néanmoins, on peut aller à 20 heures à titre exceptionnel.

Tout repas pris au-delà de 20 heures ne sera pas utile au corps, car il ne pourra pas être digéré de façon convenable, d'où une bonne manière d'acidifier le corps. Le tableau n°2 en annexe 1 nous présente le récapitulatif de ce régime.

Tous les jours, lorsque vous vous mettez à table, vous ingérez une certaine quantité d'aliments sous forme de mets. La plupart du temps, c'est la saveur ou l'apparence de ces mets qui comptent chez vous. Et pourtant, ces aliments ont d'autres caractéristiques certainement moins séduisantes mais indispensables à la classification et à la chimie des métabolismes.

En effet, à part l'eau qui est un corps neutre et totalement dénué de calorie, toute notre alimentation se répartit en trois grandes familles qui sont les glucides, les lipides et les protéines. Chimiquement, ces trois familles sont très différentes et chacune apporte ses calories sous une forme bien particulière. Allons ensemble à la découverte de ces trois grandes familles d'aliments.

5.1.4. Aliments riches en protéines

Les protéines sont des macronutriments essentiels à l'organisme. Elles sont les principales composantes des structures de toutes les cellules du corps humain. Elles sont des aliments que l'on trouve rarement à l'état pur. Des trois grandes familles d'aliments (lipide, glucide et protéine), seules les protéines sont absolument indispensables à notre organisme. Elles sont des sources d'acides aminés essentiels. On trouve plus de vingt (20) acides aminés naturels dans les protéines alimentaires. Neuf (09) sont des acides aminés importants que le corps ne peut pas fabriquer. Il faut donc les obtenir par le biais de l'alimentation. Les autres acides aminés sont non essentiels parce que le corps peut les produire. Les protéines jouent énormément des rôles différents au niveau des métabolismes.

5.1.4.1. Rôles des protéines

Les protéines sont effectivement très indispensables et jouent divers rôles dans notre organisme, notamment :

- elles participent au renouvellement cellulaire, principalement au niveau du tissu musculaire, de la peau et du tissu osseux ;
- elles entrent dans la composition de l'hémoglobine et de certaines hormones ;
- certaines d'entre-elles sont des enzymes digestives permettant l'assimilation des molécules alimentaires, d'autres forment des anticorps et permettent à l'organisme de se défendre contre les agressions extérieures ;
- elles jouent également un rôle dans la métabolisation et la régulation d'éléments qui circulent dans notre sang (fer, calcium, magnésium) ;
- elles permettent la croissance et le maintien de l'intégrité de

l'organisme.

Un aliment déclaré riche en protéine est un aliment composé d'une portion non négligeable de protéines pures et d'une quantité de déchets et toxines. Or notre organisme n'a besoin que des protéines pures. Ainsi, lors du métabolisme, notre organisme procède à l'extraction des protéines pures contenues dans le bol alimentaire afin de les assimiler.

5.1.4.2. Sources des protéines ([9])

Les principales sources de protéines sont :

- les protéines d'origine animale ;
- les protéines d'origine végétale.

5.1.4.2.1. Protéines d'origine animale

Les catégories d'aliments particulièrement riches en protéines animales :

- la viande ;
- les poissons ;
- les œufs ;
- le lait et les produits laitiers ;
- les crustacés.

---

[9] Source : (Pierre DUKAN, 1978)

Les protéines d'origine animale sont celles que le corps humain assimile le mieux. Les protéines contenues dans ces aliments ont une structure d'acides aminés plus proches de celles des protéines du corps humain, que des protéines d'origine végétale.

Les protéines animales sont toujours complètes, c'est-à-dire qu'elles apportent tous les acides aminés essentiels à l'organisme.

Dans le régime chrono-nutrition, ce sont les protéines pures qui sont recommandées c'est-à-dire, ces protéines doivent contenir le moins de graisses possible. Ceci élimine les viandes grasses, comme la viande de porc, de l'agneau et du mouton, de même que le foie qui contient assez du sucre.

Vous trouverez ici quelques conseils pour un bon choix de protéines pures :

• le cheval, le veau, le bœuf (les meilleurs fournisseurs) à l'exception de la côte de veau et de l'entrecôte de bœuf qui sont grasses ;

• la volaille, toutes les volailles sauf le canard et l'oie. Le lapin peut être assimilé à la chair de volaille ;

• le poisson fournit souvent les meilleures protéines pures. Il est encore plus facile à digérer que la viande. Il faut éliminer les poissons bleus comme la sardine, le maquereau, le thon et le saumon excessivement gras et très souvent mal supportés en grande quantité ;

• les crustacés, lorsqu'ils ne sont pas en période de reproduction ne sont pratiquement faits que de protéines ;

• les œufs. Le blanc est la protéine la plus pure qui existe, quant au jaune il y a une petite quantité de graisse indésirable mais minime que nous n'en tiendrons pas compte ;

• les fromages blancs.

5.1.4.2.2. Protéines d'origine végétale

Les protéines se trouvent également dans certains aliments d'origine végétale, tels que :

- les légumineuses ;
- les noix et les graines ;
- les céréales complètes ;
- les produits à base de soja ;
- les champignons comestibles.

Les protéines végétales ont l'avantage de contenir moins de matières grasses que celles animales, en revanche moins souvent complètes (ne contiennent pas toutes les sortes d'acides aminés).

Par contre, le soja fait toutefois exception à cette règle et contient tous les acides aminés essentiels.

5.1.4.3. Conséquences de la digestion des protéines sur le corps

Notre organisme possède donc tout un système digestif et éliminatoire qui lui permet une consommation massive de protéines. La digestion des protéines est la plus longue et la plus difficile de toutes les catégories d'aliments. Il faut plus de trois heures pour les désintégrer et les digérer.

En effet, notre corps peut fabriquer les glucides et les lipides à partir des protéines en cas de déficit. Malheureusement, il n'est pas possible pour notre organisme de fabriquer des protéines à partir des glucides ni des lipides. Ce qui veut dire qu'en cas de manque sérieux, l'organisme se trouve dans l'obligation d'aller puiser dans les muscles pour fabriquer les protéines dont il aura besoin. La conséquence qui en découle est la fonte des muscles et l'affaiblissement total du corps. Or, c'est un fait d'une extrême importance, nous avons chaque jour besoin d'un minimum de 80 grammes de protéines pures pour assumer la remise en état de nos muscles, pour fabriquer nos globules, pour sécréter nos hormones, pour cicatriser nos plaies, etc... Aucun régime alimentaire ne peut et ne doit éliminer les protéines.

La digestion des protéines produit beaucoup plus de déchets, tels que l'urée et l'acide urique. Une grande consommation de ces aliments riches en protéines augmenterait ces déchets et pourrait provoquer une acidification excessive de l'organisme. Heureusement, il existe une réponse absolue à ce phénomène. Tous les mécanismes d'élimination de ces déchets sont prévus dans notre organisme ; le rein est là pour le faire, et en général il le fait bien. Le rein filtrera le sang de son acide urique à la seule condition de voir doubler ou tripler la consommation d'eau habituelle. C'est pour cette raison que dans le régime chrono-nutrition qui donne priorité à la consommation d'une quantité suffisante de protéines, il est également fait obligation à la consommation d'une quantité suffisante d'eau d'au moins deux (02) litres par jour et sans faille. Cet apport minimum journalier d'eau permettra aux reins de filtrer le sang de son acide urique en toute sécurité.

5.1.5. Aliments riches en lipide

Les lipides sont des macronutriments qui constituent la matière grasse organique. Ils font partie des sept (07) constituants de base de notre alimentation avec les glucides, les protéines, les vitamines, les oligoéléments, les minéraux et l'eau. Ils font également partie des trois grandes familles d'aliments que nous consommons tous les jours. Il s'agit des corps gras sous toutes leurs formes. Ils se trouvent dans toutes nos cellules et toutes les cellules de notre organisme en ont besoin pour bien fonctionner. Les lipides sont des molécules composées d'acides gras, dont il existe de nombreuses sortes. Ils servent à couvrir les besoins en énergie calorifique. Ils sont des aliments qui se consomment rarement seuls. Leur digestion est lente, et leur destruction est le travail de sucs spécialisés dont le plus connu est la bile. Le foie et la vésicule biliaire sont toujours sollicités par les aliments qui en contiennent beaucoup. Ils sont la source la plus riche en calories et détiennent le record absolu, avec neuf (09) calories par gramme. C'est sous la forme de graisse que notre organisme stocke les réserves de l'énergie. Une carence ou un excès de lipide dans le corps peuvent avoir des conséquences graves sur la santé. Les lipides englobent les acides gras et leurs dérivés ainsi que les métabolistes comportant des stérols comme le cholestérol. Ils contiennent des acides gras saturés (favorisant le mauvais cholestérol) et les acides gras insaturés (qui diminuent le mauvais cholestérol). Ils sont insolubles dans l'eau, c'est pourquoi ils sont qualifiés d'hydrophobes, mais solubles dans la plupart des solvants organiques. Les lipides peuvent être à l'état solide comme dans les graisses, ou liquide comme dans les huiles. Les lipides alimentaires sont apportés à la fois par :

- les produits d'origine animale ;
- les produits d'origine végétale.

5.1.5.1. Lipides d'origine animale ([10])

Le lipide d'origine animale est la matière grasse stockée dans le corps des animaux. Chez l'être humain, elle se trouve essentiellement dans l'hypoderme, ou tissu cellulaire sous-cutané, notre organe le plus volumineux.

La principale source de lipide (graisse) animale est représentée par le lait des mammifères, qui sert à nourrir leurs petits (y compris l'être humain, en cas d'allaitement maternel) et les produits laitiers (lait écrémé, lait fermenté (yaourt), crème, beurre, fromage).

Une autre source de graisse animale provient de l'abattage des animaux de boucherie (le lard, le saindoux…). C'est dans la charcuterie et les fromages que l'on trouve le plus de graisses animales riches en acides gras saturés (nuisibles pour la santé).

Au nombre des animaux de boucherie, nous pourrons citer : le porc, le mouton, l'agneau, certaines volailles, l'oie et le canard.

Le bœuf est moins gras.

Une troisième source de graisse animale est le poisson. Il en existe cinq grands fournisseurs de gras, ils ont tous la peau bleue et c'est un bon moyen de les reconnaître : ce sont la sardine, le thon, le maquereau, le hareng et le saumon. La

---

(10) Source : (Pierre DUKAN, 1978)

quatrième source est le fruit de mer (tous les animaux de mer à l'exception des poissons).

De tous les lipides, ce sont spécialement les graisses d'origine animale qui entraînent la fabrication de cholestérol (lipides et triglycéride) qui représente une grande menace pour l'organisme lorsqu'il est en excès. Les lipides provenant des aliments d'origine animale : les viandes, les charcuteries, les poissons, les produits laitiers, sont les sources d'acides gras saturés.

5.1.5.2. Lipides d'origine végétale

On trouve les lipides majoritairement dans les huiles végétales extraites des graisses végétales. Dans les produits végétaux, les lipides se retrouvent sous forme lipide (huiles) ou solide (beurres). Les huiles végétales contiennent presque plus de lipides que de beurre. Les acides gras sont les principaux composés des huiles végétales et des graisses.

Les huiles végétales regorgent d'acides gras essentiels que l'organisme ne sait pas fabriquer comme les oméga-6 ou les omégas-3.

5.1.5.3. Rôles des lipides

Dans l'organisme, les lipides jouent deux rôles majeurs :

- un rôle principal de stockage de l'énergie. Ils participent ainsi à la couverture des besoins en énergie. Dans ce cas, les lipides sont sous forme de triglycérides, présents notamment dans les tissus adipeux ;

- un rôle structural. Dans ce cas, ils sont sous forme de phospholipides et entrent dans la composition des membranes des cellules. Ils y assurent leur fluidité.

En dehors de ces deux rôles majeurs cités ci-dessus, les lipides sont indispensables pour notre cerveau, notre cœur, nos artères et dans la synthèse d'hormones. Ils véhiculent les vitamines liposolubles (A, D, E et K). Parmi ces derniers, la vitamine E est un puissant antioxydant essentiellement présent dans les huiles végétales. Elle protège la membrane qui entoure les cellules du corps, en particulier les globules rouges et les globules blancs (globules du système immunitaire). Il est à noter que le contenu en vitamine E est généralement plus élevé dans les huiles de première pression à froid que dans les huiles raffinées.

Les lipides jouent également un rôle aussi très important, celui d'isolant thermique pour notre organisme (protection contre le froid ou la bonne santé du système nerveux).

5.1.5.4. Qualité de lipides à consommer sans grand risque pour la santé

N'ayant pas auparavant une connaissance claire et approfondie sur les lipides, nous étions tous habités par une peur profonde en ce qui concerne la consommation des aliments riches en lipides. Ces aliments sont souvent traités de gras et tout le monde s'en méfie. Heureusement, cette peur peut désormais être du passé. Comme nous l'avons dit un peu plus haut, les lipides sont des molécules composées d'acides gras. Ces derniers sont répartis en deux groupes, qui sont :

- le groupe des acides gras saturés. Ceux-ci sont susceptibles d'entraîner une hausse du mauvais cholestérol (LDL) [11]. Ce dernier constitue un facteur de risque important des maladies du cœur et de l'AVC [12]. En dehors des acides gras naturels, il existe dans le même groupe, d'autres types d'acides gras saturés appelés des gras trans, qualifiés de gras artificiels qui sont beaucoup plus utilisés dans la préparation des aliments hautement transformés. Les gras trans font accroître le risque de maladies du cœur, en faisant augmenter le mauvais cholestérol (LDL) et réduire le bon cholestérol (HDL) [13]. Les acides gras saturés (encore appelés gras saturés) sont majoritairement fournis par les aliments d'origine animale. Les principales sources de gras saturés sont :

---

[11] LDL : Low Density Lipoprotein = lipoprotéines de faible densité
[12] AVC : Accident Vasculaire Cérébral
[13] HDL : High Density Lipoprotein = liproteines de forte densité

- le beurre ;
- la charcuterie ;
- les viandes grasses ;
- les poissons gras, en particulier ceux de peau bleue ;
- les fromages ;
- les aliments hautement transformés (les hot-dogs, les hamburgers, les biscuits, les beignets, les gâteaux, les croustilles, les frites, plusieurs autres grignotines) ;
- les produits laitiers ;
- l'huile de palme (huile rouge) ;
- l'huile de noix de coco ;
- les margarines dures ;
- le ghee végétal ;
- le ghee (beurre clarifié) ;
- les jaunes d'œufs (excès de cholestérol) ;
- les viscères (abats) ;
- les crevettes ;
- les calmars ;
- le lait de coco ou la crème de coco en conserve ;
- les viandes transformées ;
- les produits de boulangerie ;
- certains desserts glacés, comme crème glacée ;
- les barres de confiserie ;
- le cholorat ;

- les friandises enrobées de chocolat ;
- le lard et le saindoux.

- Le groupe des acides gras polyinsaturés et mono-insaturés. Ceux-ci diminuent le mauvais cholestérol. Ces deux types d'acides gras sont désignés sous le nom d'acides gras insaturés. Les gras polyinsaturés aident l'organisme à se débarrasser du cholestérol récemment produit. Parmi ceux-ci, on trouve les oméga-3 qui peuvent prévenir les caillots sanguins, réduire le risque de subir un AVC et aussi réduire le triglycéride, un type d'acide gras dans le sang lié aux maladies du cœur.

Les principales sources de gras insaturés sont :

- l'huile d'olive ;
- l'huile de canola ;
- l'huile d'arachide ;
- la margarine non hydrogénée ;
- les avocats ;
- certaines noix comme les amandes, les pistaches, les noix de cajou, les pacanes, les noisettes ;
- les aliments riches en oméga-3 ;
- les graines ;
- les fèves de soya ;
- les produits de soya, tels que le tofu ;
- l'huile de tournesol ;

- l'huile de lin ;
- l'huile de soja ;
- les poissons ;
- le beurre de noix ;
- les viandes plus maigres ;
- les fruits de mer ;
- les viandes de volailles sans peau.

Les meilleures sources d'oméga sont :

- les poissons d'eau froide ;
- les huiles de canola ;
- les œufs ;
- les graines de lin ;
- les noix de Grenoble ;
- les pacanes ;
- les pignons (noix de pin).

Les observant de près, les acides gras insaturés sont majoritairement fournis par les aliments d'origine végétale.

Le type de gras que l'on consomme a davantage d'impact sur la santé que la quantité de gras consommée. C'est pourquoi, il est important de choisir de gras insaturés pour préserver votre santé.

Vous devez alors privilégier à tout moment les aliments riches en gras insaturés à ceux riches en gras saturés pour conserver votre santé.

5.1.6. Aliments riches en glucide

Les glucides encore appelés « hydrate de carbone » sont des substances naturelles ou artificielles, composées de carbone, d'hydrogène et d'oxygène, de formule chimique $C_n(H2O)_n$. Ils prennent aussi le nom « sucre ». Ils font partie de la famille des macronutriments avec les protéines et les lipides. Principales sources d'énergie de notre organisme, les glucides font également partie des sept constituants de base de notre alimentation avec les protéines, les lipides, les vitamines, les oligoéléments, les minéraux et l'eau. Ils sont indispensables au bon fonctionnement de notre corps. Ils sont avant tout un carburant énergétique majeur utilisable rapidement et sont nécessaires au bon fonctionnement des cellules, en particulier au niveau du cerveau (les neurones), des muscles du cœur et des globules rouges. Cette catégorie d'aliment est probablement la plus appréciée.

En dehors de son apport direct, le corps lui-même est capable d'en produire à partir de la protéine et du lipide. Les glucides sont décomposés dans notre tube digestif et assimilés avec une grande facilité. Une fois dans l'organisme, les glucides subissent une première transformation pour devenir des glucoses pour être assimilables.

Malgré leur utilité pour l'organisme, les glucides ne sont pas des aliments dont il faut en faire un abus. Il est vrai que le corps a la capacité d'en stocker dans certains organes lorsqu'il y en a en excès. C'est ainsi que les glucides sont transformés en glucoses pour être stockés dans le foie, les muscles et les reins sous forme de glycogènes qui seront ensuite libérés lorsque l'organisme en aura besoin. Chaque glycogène porte le nom de l'organe qui le contient. Ainsi, on parlera des glycogènes du foie, des muscles et des reins.

La consommation abusive et sans contrôle des glucides n'est pas sans danger pour le corps. Ils font partie de ses plus grands ennemis.

Vu le grand danger qu'ils représentent pour l'organisme, leur consommation n'est autorisée que pendant le créneau n°7 (de 17 heures à 19 heures), soit un maximum de 02 heures sur un cycle de 24 heures. C'est seulement pendant cette période que l'organisme se prépare pour les recevoir et les métaboliser. En dehors de cette période, ils constituent une source redoutable de l'acidification du corps et de la production des radicaux libres, d'où les maladies chroniques. Consommés en grande quantité et en dehors de la période recommandée, ils produisent un excès de gaz dans l'estomac. En cas de mauvaise digestion des glucides, il se produit des fermentations avec aérophagie (*). Il suffit de réduire sa consommation pour améliorer ce trouble bénin.

Il existe deux types de glucides :

- les glucides simples (sucre) que renferment les aliments, comme le lait, les fruits, les légumes, les friandises et le miel ;
- les glucides complexes (amidon et fibres) que renferment les grains, les légumes et les légumineuses (haricots, pois, etc).

5.1.6.1. Glucides simples

Les glucides simples comprennent : le glucose, le fructose et le galactose qui peuvent à leur tour s'assembler pour former du saccharose (le sucre de table), du lactose (le sucre du lait) ou du maltose.

Les glucides simples sont les plus petits éléments de la famille des glucides : ils sont composés d'une ou des deux molécules. Les produits contenant naturellement une forte proportion de glucides simples sont les fruits, le miel et tout autre produit naturellement sucré.

(*) C'est une accumulation d'air (de gaz) dans les parties digestives du corps
(l'estomac, l'intestin ou le côlon)

5.1.6.2. Glucides complexes

Les glucides complexes comprennent l'amidon, le glycogène ainsi que les fibres. Ils sont naturellement présents dans les féculents c'est-à-dire, les céréales, le pain, les légumineuses (haricots secs, pois, lentilles, ainsi que les pommes de terre et leurs dérivés).

5.1.6.3. Glucoses

Après la digestion, les glucides sont transformés en glucoses, qui pourront circuler dans le sang et être distribués à toutes les cellules.

En réalité, c'est quand les glucides sont transformés en glucoses qu'ils jouent leurs rôles dans le corps. Ils sont :

- soit, utilisés immédiatement par l'organisme, car ce dernier a constamment besoin d'énergie ;
- soit, stockés sous forme de glycogène dans le foie, dans les muscles et les reins pour une utilisation ultérieure, comme nous l'avons dit un peu plus haut. Voilà pourquoi, les sportifs, avant une compétition, cherchent à augmenter leurs réserves de glycogènes en mangeant des aliments riches en glucides.
Le glucose est le carburant exclusif du cerveau (neurones), qui en a besoin d'environ 140 grammes par jour. Les cellules sanguines (globules rouges) et les neurones (cerveau) ont

besoin d'un apport constant de glucose pour fonctionner, car il s'agit de la seule molécule qu'ils peuvent utiliser, et ils n'ont aucun stock. C'est pourquoi, on dit qu'ils sont totalement glucodépendants.

Un apport insuffisant en glucides, c'est-à-dire, une insuffisance de glucoses, peut provoquer l'utilisation des protéines comme source d'énergie et donc causer la fonte musculaire.

5.1.6.4. Rôles des glucides

Bien qu'étant comptés parmi les ennemis du corps, les glucides jouent néanmoins des rôles très indispensables dans notre organisme :

- ils entrent dans la composition de l'ADN et de l'ARN ;
- ils sont parfois liés à des lipides ou des protéines sur des membranes cellulaires et participent à des processus de communications cellulaires ;
- ils fournissent de l'énergie aux cellules du corps, à raison de quatre (04) calories par gramme de glucide. Ils sont la principale source d'énergie pour toutes les cellules de l'organisme.

Du point de vue nutritionnelle et de qualité, il existe deux types de glucides, qui sont :

- les mauvais glucides. Ils sont contenus en grande quantité dans les aliments suivants : les pâtes, le riz blanc, les pizzas, les pains blancs et bruns, les pâtisseries, les sucres de table, les gâteaux, les barres, les bonbons, les produits raffinés, les biscuits, le blé, les confitures, les produits sucrés en général, etc...

- les bons glucides. Ce sont surtout les aliments riches en glucides complexes qui en regorgent, notamment : les fruits, les légumes, les tubercules et leurs dérivés, les céréales complètes, les légumineuses.

Il est préférable de choisir les bons glucides à la place des mauvais.

De tous les aliments, il est recommandé de diminuer ou de supprimer de son alimentation les glucides en forme de sucre raffiné, utilisé dans la fabrication des aliments hautement transformés. C'est bien la forme la plus dangereuse des glucides.

5.1.7. Importance des fruits et légumes dans le régime

Nous allons comprendre ici pourquoi les légumes sont obligatoires pendant les trois (03) repas de la journée et que les fruits ne se consomment qu'au créneau n°7 (de 17 heures à 19 heures), c'est-à-dire à la période des glucides.

Les fruits et légumes sont composés :

- d'eau ;

- de vitamines ;
- des minéraux ;
- de fibres ;
- des antioxydants ;
- de glucides (pour les fruits)

Leur teneur en eau est d'au moins 50% de leur composition. Ils sont une source d'hydratation du corps. Ils représentent ainsi un excellent moyen d'apporter à notre organisme les quantités d'eau dont il a besoin. Certains légumes sont particulièrement très riches en eau, c'est le cas du concombre, de la laitue, du radis, de l'endive, de la pastèque, de la tomate, etc…
Les légumes et fruits sont très riches en vitamines, en minéraux, en fibres et en antioxydant.

Par contre, ils apportent très peu de calorie. Grâce à leur faible densité énergétique, les légumes peuvent être consommés sans crainte à chaque repas, quel que soit l'âge ou le régime alimentaire.

Contrairement aux légumes, la plupart des fruits détiennent un taux très élevé de glucides, ce qui fait qu'ils ne sont pas recommandés à la consommation pendant le premier et le second repas de la journée.

Dans le régime chrono-nutrition, le corps étant totalement privé de glucides durant le premier et le deuxième repas, la consommation des fruits est obligatoire pour lui apporter sa ration de glucides de la journée. Cette qualité de glucide (fructose) apporté par les fruits est préférable aux sucres rapides (sucres raffinés encore appelés sucres blancs ou sucres roux) qui constituent un réel danger pour le corps.

Une particularité de ces deux groupes d'aliments est leur richesse en fibres et en antioxydants. Ce qui représente un grand avantage pour le corps. Ils régularisent le transit intestinal et leur confèrent un effet satiétogène (coupe faim). Ils ont un effet alcalinisant sur l'organisme.

Un autre atout des fruits et légumes est leur effet stimulant sur le système immunitaire. Ce qui fait qu'ils sont qualifiés de protecteurs de l'organisme. Nous venons ainsi de prendre connaissance de l'importance et de l'utilité de la consommation des fruits et légumes pour le bien de notre organisme. Mais, nous allons mettre l'accent sur comment les choisir et les cuisiner pour préserver leurs valeurs nutritives. Il est alors conseillé :

- de choisir les fruits et légumes de production locale et sans engrais chimique ;
- d'en consommer sous toutes les formes : crus, en soupe ou cuits ;
- d'éviter les cuissons longues à l'eau bouillante car avec ce mode de cuisson, les légumes perdent une partie de leurs

vitamines hydrosolubles ;

- de privilégier une cuisson à la vapeur qui permet de préserver les vitamines et les minéraux.

5.1.8. Rôles des vitamines dans le corps

Les vitamines sont des substances organiques dont les rôles sont essentiels pour le bon fonctionnement de notre organisme. Elles sont impliquées dans de nombreuses fonctions de notre organisme et jouent un rôle primordial à différents niveaux. Elles participent :

- à la construction et à la croissance de l'organisme ;
- au développement du squelette ;
- à l'entretien de la vision ;
- à la coagulation du sang ;
- à la transformation et l'utilisation des nutriments ;
- au fonctionnement et à l'entretien des systèmes nerveux, musculaire, immunitaire et cardio-vasculaire ;
- à la fabrication de l'ADN ;
- aux métabolismes énergétiques ou cellulaires.

Notre corps ne peut pas les fabriquer. C'est seulement par notre alimentation qu'elles sont apportées au corps. On les retrouve beaucoup plus dans les légumes et en grande quantité.

Il existe treize (13) familles de vitamines classées en deux (02) catégories selon leur solubilité :

- les vitamines hydrosolubles (ce sont celles qui ont la capacité de se dissoudre dans l'eau) ;
- les vitamines liposolubles (ce sont celles qui ont la capacité de se dissoudre dans les graisses).

Leur absence ou une quantité trop insuffisante peut conduire à une carence et au développement de certaines pathologies. De la même manière, une quantité trop importante peut se révéler toxique pour l'organisme. Les vitamines hydrosolubles s'éliminent plus facilement par le truchement des reins sous forme d'urine et de sueurs par la peau. Par contre, les vitamines liposolubles dès qu'elles sont en excès dans les graisses, elles sont stockées dans le foie et deviennent par la suite un poison pour ce dernier. Ce qui entraîne généralement des pathologies hépatiques.

En principe, notre alimentation devrait couvrir nos besoins en vitamines lorsqu'elle est équilibrée et riche en légumes. C'est pour cette raison qu'il est conseillé de se conformer au régime chrono-nutrition. Nous devons par ailleurs nous méfier de la consommation des alicaments présentés sous forme de compléments alimentaires qui échappent à tout contrôle.

Nous allons retenir que les vitamines ne sont pas des molécules miracles qui guérissent tous les maux, comme le font croire certaines personnes. Dans le cadre d'une complémentation, il est recommandé de suivre les conseils d'un professionnel de santé afin de ne pas dépasser les doses indiquées par les fabricants.

Vous trouverez dans le tableau n°3 en annexe 2, les rôles et les principales sources d'apport de vitamines à notre organisme.

5.1.9. Rôles des minéraux dans le corps

Les minéraux sont des micronutriments, composants de l'organisme, très importants pour la santé et nécessaires à la réalisation de plusieurs processus, comme :

- la formation des tissus ;
- le métabolisme hormonal ;
- la plupart des réactions chimiques dans lesquelles les enzymes interviennent ;
- le contrôle de l'équilibre hydrique (pression osmotique) ;
- le règlement de l'équilibre acide-base ;
- la construction des os et des dents solides ;
- etc…

Ils sont divisés en deux (02) groupes principaux :

- les macroéléments : le calcium, le phosphore, le sodium, le potassium, le magnésium, le chlore et le soufre ;
- les oligoéléments : le silicium, le nickel, le chrome, le lithium, le

molybdène, le sélénium, l'aluminium, le fer, l'iode, le vanadium, l'étain, le cuivre, etc…

Parmi ces deux (02) groupes, seuls les macroéléments, encore appelés les sels minéraux sont indispensables à l'organisme en quantité modérée (0,2g à 10 g par jour).

Le corps, bien qu'ayant besoin de nombreux sels minéraux, ne peut les fabriquer par lui-même. Les apports sont donc principalement alimentaires.

Les sels minéraux favorisent le fonctionnement de notre organisme, mais n'assurent aucun apport énergétique. Les oligoéléments sont en quantité infime. Le stockage de la majorité des minéraux dans le corps se fait dans les os. Ainsi, ces derniers constituent des réservoirs naturels en sels minéraux, notamment en calcium et en phosphore. On peut alors considérer les os comme des banques qui en reçoivent et en distribuent constamment dans le corps en fonction des besoins.

Si les sels minéraux sont indispensables à notre corps, un apport excessif peut s'avérer dangereux pour la santé. Il peut provoquer une rétention d'eau dans le corps, une élévation de la tension artérielle ou une accumulation de ces sels dans certains organes comme les reins et le foie.

Le plomb, le cadmium, le mercure, l'argent, l'arsenic, le

baryum, le brome, le titane, faisant tous également partie des oligoéléments sont présents en doses infinitésimales dans l'organisme et peuvent devenir rapidement toxiques lorsqu'ils sont ingérés en trop grande quantité.

Nous allons dans la suite faire un commentaire sur les deux principaux sels minéraux plus abondants dans le corps. Il s'agit du calcium et du phosphore. Dans le tableau n°4 en annexe 2, vous verrez inscrits les rôles et les principales sources d'apport des sels minéraux à notre organisme.

5.1.9.1. Calcium et ses avantages dans le corps physique

Le calcium est le plus abondant des sels minéraux dans le corps. Il est contenu à plus de 99% dans le squelette sous forme de sulfate de calcium (hydroxyapatite) qui donne aux os et aux dents leur solidité et leur rigidité. Le 1% restant est présent dans le sang et dans les fluides extracellulaires et a des fonctions beaucoup plus nombreuses sur la conduction nerveuse, la contraction musculaire, la coagulation sanguine, la libération d'hormones, l'activation d'enzymes. Le calcium joue également d'autres rôles dans l'organisme :

- il aide à réguler la pression artérielle et la glycémie ;
- il intervient dans la production d'énergie et d'anticorps, la motricité et la perméabilité intestinales ;

- il aide à l'équilibre acide-base.

Sa carence est courante chez les personnes âgées, en particulier chez les femmes âgées. Un manque de calcium dans le corps augmente le risque d'os cassants et de fractures.

5.1.9.2. Phosphore et ses avantages dans le corps physique

C'est le second grand minéral du corps. Associé au calcium et au magnésium, le phosphore participe au métabolisme des os dont il est le constituant principal. Il contribue aussi à la production de collagène (les tissus mous et les tendons), ainsi qu'au bon fonctionnement du système nerveux. De plus, il est nécessaire à la vie des cellules. Sa carence entraîne :

- le développement des symptômes de type spasmophilie (tétanie, difficultés respiratoires ou musculaires) ;
- une altération générale du système nerveux ;
- des troubles du métabolisme osseux, tels que l'ostéoporose.

5.2. Consommation d'eau alcaline

L'homme a tellement pollué son environnement au point où il n'est plus possible aujourd'hui de trouver une meilleure qualité d'eau à l'état naturel. L'eau, pendant l'une des phases de son cycle à la surface de la terre, une partie s'infiltre dans le sol pour atteindre les profondeurs. Elle se charge de plusieurs types de polluants chimiques et organiques, des minéraux et des germes pathogènes, tels que : les bactéries, les virus et les protozoaires. Consommer alors une eau naturelle sans traitement préalable, c'est courir le risque de mettre sa vie en danger. Les micro-organismes peuvent causer des maladies graves, d'où la nécessité de désinfecter l'eau destinée à la consommation afin de détruire ou d'inactiver ces micro-organismes pour la rendre potable. D'autres traitements pourraient être utiles en fonction de la nature des polluants.

5.2.1. Processus de traitement de l'eau potable

L'Organisation Mondiale de la Santé (OMS) définit l'eau potable comme une eau exempte de germes pathogènes et dont les éléments chimiques sont dans un intervalle de valeurs réglementaires (respect des dispositions et des directives). C'est en fonction de cette définition et des valeurs de données prescrites que les eaux destinées à la consommation sont traitées et livrées aux populations sous le contrôle de l'Etat.
Le traitement de l'eau à l'état naturel concerne les aspects suivants :

- le traitement microbiologique ;
- le traitement physico-chimique.

5.2.1.1. Traitement microbiologique

Le traitement microbiologique de l'eau est souvent la dernière étape du processus.

En effet, l'eau doit être débarrassée des germes avant de la destiner à la consommation. Il existe plusieurs techniques : la filtration, l'ébullition, l'exposition aux rayons solaires, aux rayons ultra-violets (UV), l'ozonation et l'usage de produits chimiques à base de chlore. Il est possible de combiner deux (02) ou plusieurs techniques pour un résultat meilleur. Pour la production d'eau qui va alimenter un réseau public ou un mini réseau, l'option d'usage du chlore est souvent la plus utilisée pour les raisons suivantes : le chlore est moins onéreux, disponible partout et garantit la qualité microbienne pendant au moins 24 heures. L'usage de l'hypochlorite de calcium (chlore stabilisé dans le calcaire) est courant et répandu partout. La quantité de chlore qui reste actif après le traitement (0,1-0,3 mg/L) protège l'eau contre toute recontamination. Face à tous ces avantages, le chlore reste un produit chimique dont l'usage n'est pas sans conséquence pour la santé de l'homme.

5.2.1.2. Traitement physico-chimique

Le traitement physico-chimique dépend des résultats des analyses de l'eau à traiter. Tout d'abord, l'eau à traiter peut provenir du sous-sol ou de la surface de la terre. Logiquement, l'eau souterraine est naturellement de meilleure qualité et requière moins de traitement pour la rendre potable.

Premier cas : Eau souterraine

L'eau remontée d'un forage a rarement un pH atteignant la valeur règlementaire (6,5-8,5). Les gaz dissouts, surtout le dioxyde de carbone (CO_2) communique un caractère acide à l'eau, mais également un bon goût (contrairement à l'eau chauffée et refroidie qui est sans gaz dissouts et sans goût). C'est pour cela que les stations de traitement font recours au dégazage partiel et à l'ajout de la chaux au besoin pour remonter le pH. Si l'eau contient d'autres éléments comme le fer, le maganèse, les éléments de turbidité en excès, d'autres traitements visant à corriger chaque élément sont nécessaires. Pour finir, il faut retenir que c'est à défaut d'eau souterraine en quantité suffisante et pour couvrir les besoins que l'on fait recours à l'eau de surface.

Deuxième cas : Eau de surface

Sa qualité est variable selon les saisons, les activités dans les zones traversées, les déversements dûs aux activités humaines, etc. Cette exposition rend son traitement plus complexe. Plus sa qualité est mauvaise mais apte pour la production d'eau potable, plus il faut multiplier les opérations de contrôle. La filière de traitement à installer dépend de la qualité de l'eau dans la nature.

Habituellement, l'eau reçoit une dose de chlore au captage (pré-chloration), un coagulant comme le sulfate d'alumine (décantation après coagulation-floculation), la filtration sur lit de sable et l'eau claire reçoit à nouveau du chlore (désinfection) comme il est décrit au point antérieur. D'autres étapes peuvent être encore utiles si les résultats de la qualité de l'eau révèlent d'autres polluants.

En réalité, l'usage de chlore est assez répandu et permet de préserver la vie de l'homme de plusieurs maladies de source hydrique, mais n'est pas sans conséquence.

5.2.1.3. Chlore et sous-produits de désinfection

A l'échelle planétaire, le chlore est le désinfectant le plus souvent ajouté à l'eau potable. Il s'agit d'un désinfectant efficace. Cependant, des sous-produits peuvent se former quand du chlore est ajouté à la matière organique (comme des plantes ou des algues en décomposition). Les tri halo méthanes (THM) et les acides halo méthanes (AHA) sont les deux types de sous-produits de désinfection les plus courants de l'eau potable chlorée.

5.2.1.3.1. Chlore

Il existe d'autres désinfectants, mais le chlore est utilisé plus souvent pour désinfecter l'eau parce qu'il donne de bons résultats, ne coûte pas cher et est facile d'emploi. Le chlore aide aussi à faire en sorte que les micro-organismes nuisibles ne s'accumulent pas dans les aqueducs qui transportent l'eau dans les divers quartiers après sa sortie de la station de traitement. D'autres désinfectants, comme l'ozone ou le rayonnement ultra-violet, ne protègent pas l'eau après sa sortie de la station de traitement. C'est depuis le début des années 1900, soit plus d'un siècle déjà, que le chlore est utilisé pour désinfecter les eaux et les rendre propre à la consommation.

5.2.1.3.2. Sous-produits de désinfection

Les sous-produits de désinfection sont des produits chimiques qui peuvent se former lorsque le chlore est utilisé pour désinfecter l'eau potable en vue de prévenir les maladies. Comme nous l'avons dit un peu plus haut, les sous-produits les tri halo méthanes (THM) et les acides halo acétiques (AHA) se forment lorsque le chlore réagit en présence des matières organiques en décomposition, comme les feuilles ou de la végétation, provenant des lacs et rivières. Les THM et AHA sont les deux types de sous-produits les plus courants dans l'eau potable chlorée.

Vous pouvez entrer en contact avec ces sous-produits quand vous buvez de l'eau qui en contient, quand vous prenez un bain dans une telle eau ou quand vous respirez de la vapeur d'eau dans la douche. La concentration de THM et de AHA est souvent plus élevée dans une eau potable, quand la source d'eau traitée contient une grande quantité de matières organiques en décomposition.

Les sources d'eau plus susceptibles de contenir des THM et des AHA sont :

- les eaux de surface (comme les lacs, les réservoirs, les rivières et les ruisseaux) ;

- les sources naturelles ou les puits peu profonds ou mal construits présentant des risques de contaminations en provenance des eaux de surface.

Il est possible de réduire les teneurs en THM et AHA en éliminant les matières organiques de la source d'eau avant d'y ajouter de chlore. Cela peut s'avérer coûteux et compliqué.

Généralement, les eaux souterraines en provenance des puits profonds ont une teneur en matière organique moins élevée et sont moins susceptibles de former des sous-produits de désinfection.

5.2.2. Eau alcaline

D'après les explications précédentes, les sous-produits THM et

AHA présents dans l'eau potable et la quantité de chlore qui reste actif après le traitement représentent un danger pour notre organisme. En dehors de ces contaminants, il existe également d'autres types de contaminants chimiques qui font partie des teneurs de l'eau potable. Ce qui veut dire que, l'eau potable n'est pas sans danger sur le corps humain à moyen et à long termes.

En réalité, l'eau potable n'apporte toujours pas à l'organisme tout ce dont il a besoin pour son bon fonctionnement. En principe, en plus d'être potable, sa structure doit révéler deux autres qualités pour garantir une meilleure santé au corps physique.

Elle doit :

- être alcaline, c'est-à-dire que son pH va être supérieur à 7 ;
- posséder un grand pouvoir antioxydant.

En dehors des eaux potables fournies à domicile aux populations, il existe aussi des sources d'eau naturelles qui sont très riches en sels minéraux. Elles sont appelées "eaux minérales". Cette catégorie d'eau apporte effectivement beaucoup de minéraux à l'organisme, mais a un pH parfois en dessous de 7 et est par nature acide.

Bien que l'eau potable présente quelques risques, les populations seront contraintes d'avaler toutes les substances chimiques et dans certains cas les sous-produits THM et AHA qu'elle contient.

Même si c'est à faible dose, ces polluants finiront par acidifier le corps physique. Or, l'Etat ne peut apporter à ses populations que ce qu'il possède sous la main comme technologie de traitement. Il revient alors à chaque citoyen de chercher les moyens pour pallier à ce problème.

Aujourd'hui, la solution existe déjà. C'est bien de l'eau alcaline qu'il s'agit. La science moderne n'en parle pas pour le moment.

L'eau alcaline destinée à la consommation est avant tout une eau potable dont le pH est supérieur à 7 et qui possède un grand pouvoir antioxydant. C'est la meilleure qualité d'eau potable.

5.2.3. Sources d'eau alcaline

Toute eau potable peut être transformée en eau alcaline et antioxydante sans ajout de produits chimiques. Il existe deux procédés :

- la transformation par la magnétisation de l'eau potable ;
- la transformation par l'ionisation de l'eau potable.

5.2.3.1. Transformation de l'eau par magnétisation

Ce procédé consiste à transformer la structure de l'eau potable en une eau alcaline et antioxydante sans ajout ni retrait de substances à l'eau potable. Cette transformation passe par la magnétisation de l'eau à l'aide d'un objet catalyseur qui se charge de capter et de neutraliser toutes les substances acides, chimiques et surtout les sous-produits de désinfection THM et AHA contenus dans l'eau potable chlorée. Ces objets catalyseurs magnétiques sont de deux types, à savoir :

- du cristal magnétique, dont le plus utilisé à nos jours est sous forme d'un disque appelé "ALPHA SPIN" ;

- la pierre magnétique, dont la plus connue et utilisée est la pierre "TOUMALINE".

Pour obtenir de l'eau alcaline à partir du disque magnétique "ALPHA SPIN", il faut déposer ce dernier dans l'eau potable et attendre quelques minutes voire des heures. Plus le disque dure dans l'eau, meilleure est la qualité d'eau alcaline produite.

On peut également faire passer l'eau potable plusieurs fois par le trou central du disque et obtenir le même résultat.

En ce qui concerne l'utilisation de la pierre TOUMALINE, il suffit de la déposer dans l'eau potable et attendre quelques minutes voire des heures pour obtenir de l'eau alcaline et antioxydante.

En matière de comparaison, le disque ALPHA SPIN et la pierre TOUMALINE produisent la même qualité d'eau alcaline et antioxydante, c'est seulement au niveau des coûts d'acquisition qu'il y a une très grande différence. Le disque ALPHA SPIN coûte beaucoup plus cher que la pierre TOUMALINE.

5.2.3.2. Transformation de l'eau par ionisation

Ce procédé de transformation consiste à changer la structure de l'eau potable par l'électrolyse. En d'autres termes, elle consiste à séparer toutes les substances chimiques, organiques et les sous-produits THM et AHA pour obtenir deux qualités d'eau, qui sont :

- de l'eau acide ;
- de l'eau alcaline et antioxydante

Eau acide

Elle contient une surcharge importante d'ions positifs H+ qui la rend oxydante et des substances acides, telles que : les sous-produits THM et AHA, le soufre, le phosphate et d'autres substances chimiques. L'eau acide est à l'usage externe et sert même de lotion pour la beauté corporelle. On l'utilise également pour l'entretien des surfaces ; c'est un désinfectant.

Eau alcaline et antioxydante

C'est cette qualité d'eau qu'il faut pour notre organisme. Elle permet de combattre l'acidité du corps, de lutter contre les radicaux libres, beaucoup de maladies et d'hydrater le corps physique.

Il existe plusieurs types d'ioniseurs d'eau potable de fabrication différente, mais tous produisent les deux qualités d'eau, à savoir : l'eau acide (appelée souvent acide) et l'eau alcaline et antioxydante.

Nous allons seulement vous parler de la marque KANGEN qui est beaucoup plus connue. Cet appareil électroménager KANGEN produit de l'eau KANGEN alcaline et antioxydante :
Vous avez désormais plusieurs possibilités de vous approvisionner en eau alcaline antioxydante :

- soit, en achetant le disque ALPHA SPIN, la pierre TOUMALINE, les appareils électroménagers ioniseurs d'eau potable ;

- soit, en achetant l'eau alcaline antioxydante, commercialisée par certains opérateurs économiques de vos milieux. Elle coûte beaucoup moins chère que les eaux minérales.

Vous avez également la possibilité de vous faire installer les appareils dans votre cuisine à la maison ou au bureau.

Ce que nous allons retenir en matière de la qualité d'eau à consommer pour notre bien-être est bel et bien l'eau alcaline et antioxydante. Plus nous la consommons, plus le pH de l'eau de notre corps physique sera élevé, plus nous serons en bonne santé.

CHAPITRE VI : MANIÈRES POSSIBLES DE GÉRER AU MIEUX LES MALADIES CHRONIQUES

Il y a un adage qui dit : '' Mieux vaut prévenir que guérir.'' C'est dans cette optique que nous avons décidé d'apporter notre contribution par cet ouvrage. La plupart des êtres humains n'ont pas l'esprit de la prévention de la maladie. Nous agissons n'importe comment et oublions parfois que notre corps est de la matière périssable. Les conséquences de nos exactions vis-à-vis de notre corps physique se traduisent par des maladies parfois chroniques. C'est en ce moment que nous réalisons que la situation est grave et qu'il faut se dépêcher pour éviter le pire. On ne sait plus où mettre la tête. On court d'un hôpital à un autre, d'une thérapie à une autre dans le souci de calmer les souffrances et de sauver la vie. Il va falloir vite agir pour contrôler la situation quelle qu'en soit la maladie dite chronique, qu'il s'agisse du diabète, de l'hypertension artérielle, du cancer, de l'asthme, de l'hépatite, de l'obésité, des affections pulmonaires, des maladies de Parkinson, de Crohn, de Paget, du syndrome de Guillain Barré, de la fibromyalgie, etc…, l'espoir est toujours permis.

Le malade peut d'abord commencer par une prise de conscience et se dire que la guérison est possible. Il doit savoir que ces maladies chroniques ne s'installent que dans les corps hautement acidifiés et remplis de toxines, incapables de s'auto défendre. Ce sont des corps qui ont généralement l'immunité très en baisse. Ils deviennent ainsi le nid de plusieurs maladies. Quelle qu'en soit la thérapie qui sera mise en place pour venir à bout de ces envahisseurs, il va falloir à tout prix transformer l'état du milieu qui les abrite. C'est de faire passer le corps de l'état acide à l'état alcalin. Ce qui conduit inévitablement à un changement de régime alimentaire et de mode de vie de la part du malade. Il doit désormais adopter le régime chrono-nutrition, se conformer au cycle de la circulation de l'énergie vitale, assurer le bon fonctionnement des systèmes d'élimination et d'évacuation des déchets et toxines.

Une fois que le malade aura pris toutes ces dispositions, son corps pourra être mis à contribution dès qu'une thérapie sera mise en place. Dans le cas des maladies chroniques et pour s'attendre à une prompte guérison, il va falloir traiter aussi bien le corps physique que le corps énergétique et de manière simultanée si possible. Il n'y a aucun inconvénient.

6.1. Traitement du corps physique

Nous ne devons pas perdre de vue que le corps physique ne représente que 1% de l'être humain. C'est malheureusement à ce corps que la quasi-totalité des hommes accordent toute leur attention et lui apportent tous les soins possibles en cas de maladie.

Les dirigeants des pays font de gros investissements pour la formation des professionnels de santé, pour les recherches dans les domaines de la santé et des équipements médicaux. Les firmes pharmaceutiques ne sont pas du reste. Elles n'ont jamais cessé d'augmenter leur production de médicaments, toujours dans le but d'améliorer la santé de l'être humain. En réalité, le traitement du corps physique se fait par deux différents types de médecines :

- la médecine conventionnelle, encore appelée médecine moderne ou contemporaine ;
- la médecine non-conventionnelle.

6.1.1. Médecine conventionnelle

C'est cette médecine qui est en vue aujourd'hui. Elle est la plus connue et celle qui a gagné plus de consciences. C'est aussi celle la plus structurée et la plus organisée au monde. Ses thérapies sont basées sur les médicaments, les analyses, les diagnostics, les équipements médicaux qui relèvent souvent de la technologie de la dernière génération. Depuis des siècles, elle fait ses preuves dans le monde. Elle est toujours d'actualité. Elle fait beaucoup plus d'exploits dans le traitement des affections dues aux microbes pathogènes et surtout dans leur prévention à travers les vaccins. En dépit de tous ses efforts et exploits la médecine conventionnelle présente à son actif des insuffisances sérieuses qui se caractérisent par :

- les effets secondaires des médicaments et la pollution du corps physique par la toxicité des composantes chimiques;
- son incapacité à guérir certaines maladies chroniques, encore appelées maladies sans remède.

6.1.1.1. *Effets secondaires des médicaments et pollution du corps*

La plupart des médicaments étant de composition chimique, au lieu de s'attaquer simplement aux microbes pathogènes ou d'apporter la réparation, provoquent très souvent d'autres troubles dans le corps accompagnés parfois des complications graves auxquelles il faut encore faire face. Et tout cela aux dépens et aux frais du malade. Ce dernier qui a été au départ admis pour une affection, se trouve parfois confronté à plusieurs autres.

Les maladies chroniques durent dans le temps et connaissent au fur et à mesure des complications. Elles peuvent également donner naissance à d'autres affections aussi chroniques. Cela signifie que pendant tout le temps que cette maladie va durer, autant le malade sera contraint de consommer des médicaments de composition chimique plus complexe. Cela peut même conduire à la chimiothérapie, au pire des cas à la pratique de la radiation. Tout malade qui passe par ces deux dernières thérapies a peu de chance de survivre ou de vivre longtemps. Nous convenons alors que ces malades auront le corps rempli d'éléments chimiques et totalement acidifié.

6.1.1.2. Maladies sans remède

La plupart des maladies dites chroniques sont sans remède en médecine conventionnelle. Les professionnels en matière de santé essayent par des médicaments et des moyens artificiels de prolonger quelque peu la durée de vie des malades et de diminuer leurs souffrances.

Pour nous convaincre des limites de la médecine conventionnelle, nous allons choisir une des maladies chroniques et observer son évolution depuis le déclenchement jusqu'au stade final.

Prenons en exemple le diabète qui est l'une des pathologies qui demeure un casse-tête aussi bien pour les malades que les professionnels de santé.

Le malade du diabète étant conscient que son mal ne peut être guéri, sera alors contraint de se soumettre au traitement de maintien de vie et de diminution de souffrances que les professionnels de santé vont lui proposer. Ce traitement ne sera rien d'autre que la prise à vie d'un certain nombre de médicaments tous les jours. A un certain moment, l'hypertension artérielle viendra s'ajouter à son diabète pour lui tenir compagnie. Les mêmes professionnels de santé vont le mettre aussi sous traitement à vie pour son hypertension avec d'autres types de médicaments. Au fil des mois et des années, son diabète connaîtra des complications, en ce moment aucun médicament ne pourra plus répondre. L'insuline viendra à son secours pour l'aider à conserver la vie. Contre toute attente, la gangrène, la perte de vue, les troubles cérébraux et les problèmes de nerfs viendront s'installer en toute autorité.

Que faire en ce moment ?

L'heure est grave. Il faut amputer au plus vite le membre ou les membres inférieurs et faire consommer beaucoup plus de médicaments au malade. C'est alors que la plus grande surprise viendra s'afficher en sa qualité de maître suprême, c'est bien de l'insuffisance rénale que nous parlons. Les reins deviennent incapables de faire quoi que soit. Le sang est totalement acidifié, chargé des déchets et toxines. Le dernier recours est la dialyse pour donner la chance au malade de vivre encore quelques années ou mois pour préparer son testament. C'est bien triste. C'est le même schéma pour toutes les autres maladies chroniques.

Nous vous laissons alors le soin de conclure.

6.2.1. Médecine non-conventionnelle

Les autres types de médecines dont les thérapies ne répondent pas aux normes de la convention de la médecine moderne sont qualifiés de médecine non-conventionnelle. Dans cette deuxième catégorie de médecine, nous pouvons citer quelques-unes, qui sont :

- la réflexologie ;
- la médecine traditionnelle (encore appelée la tradi-pratique) ;
- le Chi Kong médical extérieur ;
- la guérison pranique (encore appelée la prana-thérapie) ;
- la naturopathie ;
- la médecine Ayurveda ;
- l'homéopathie ;
- le yoga ;
- la guérison par les ventouses ;
- l'acupuncture ;
- etc…

Elles participent au traitement des maladies aussi bien du corps physique que du corps énergétique. Quelques-unes parmi elles, quelle qu'en soit la gravité de la maladie, le traitement ne porte que sur le corps énergétique. Leur traitement est basé sur ''la loi de correspondance''. Ce qui signifie qu'en guérissant le corps énergétique, le corps physique guéri consécutivement. Elles préfèrent accorder beaucoup de soins au corps énergétique en cas de maladie.

Au nombre de celles qui font aujourd'hui d'exploits dans le monde, nous pouvons citer :

- la réflexologie ;
- la guérison pranique ;
- le Chi Kong Médical Extérieur.

Les mains du guérisseur sont ses principaux instruments de travail et la technique de diagnostic des maladies s'appelle le "sondage" et toujours par les mains, rarement avec des instruments spécialisés. Cette thérapie consiste à nettoyer l'énergie sale encore appelée déchets bioplasmiques, à décongestionner les centres énergétiques (les chakras), à combler les vides par l'apport d'énergie vitale et à régénérer tout le corps énergétique en lui apportant davantage d'énergie vitale.

Nous convenons que cette dernière thérapie qui met l'accent sur le traitement du corps énergétique peut être associée aux thérapies de la médecine moderne pour parvenir à guérir les maladies chroniques. Dans ce cas, on ne parlera plus de maladies sans remède. Ainsi, plein de vies pourront être sauvées.

CHAPITRE VII : RECOMMANDATIONS TRÈS IMPORTANTES

Ces recommandations porteront sur le choix et l'association de certains aliments de consommation fréquente. L'accent sera également mis sur le danger que représentent certains aliments pour le corps et sur certaines dispositions utiles pour notre bien-être.

7.1. Association de certains aliments

7.1.1. Association des lipides et glucides

Les lipides se consomment pendant les créneaux n°2 et n°5. Par contre, les glucides se prennent seulement dans le créneau n°7. Ces deux types d'aliments ne doivent pas être associés pour la consommation. Ce qui est encore plus grave, c'est quand les glucides sont frits dans les lipides ; on dit en langage ordinaire, le sucre frit dans l'huile. Ce genre d'aliment représente un vrai danger pour le corps physique.

Par exemples, les bananes, les patates, les tubercules en général, les fruits sucrés, le blé, c'est-à-dire tous les aliments sucrés frits dans l'huile ne doivent pas être consommés. Ils sont à l'origine de la multiplication rapide des radicaux libres et de l'acidification du corps.

7.1.2. Association des fruits

Les fruits sont recommandés à la consommation pour la santé au créneau n°7 (de 17 heures à 19 heures). Il faut aussi reconnaître que chaque fruit a ses particularités. Leur mélange peut ne pas être sans danger pour le corps. Il a été remarqué que consommés en salade, certains fruits présentent des effets d'acidité et de fermentation dans le corps, d'où les problèmes d'indigestion. C'est pour cette raison fondamentale qu'il est conseillé de consommer un seul type de fruit au créneau n°7 et surtout en quantité suffisante.

7.1.3. Association des lipides, protéines et fruits

L'association des lipides, protéines et fruits représente un vrai danger pour le corps physique. Elle est une réelle source d'acidification rapide du corps. Elle rend la digestion difficile et produit beaucoup de gaz dans l'appareil digestif. C'est pour cette raison qu'il est déconseillé d'associer les fruits aux repas. Les fruits se consomment loin des repas ; on dit souvent dans le ventre vide.

7.2. Choix des aliments d'accompagnement

Toutes les difficultés du candidat au régime chrono-nutrition résident dans le choix judicieux des aliments d'accompagnement. Dans la plupart des continents, chaque population opte pour un ou plusieurs types d'aliments de base. Parmi ces derniers, les plus consommés au monde sont : le blé et le riz. Malheureusement, ils ne sont pas sans danger sur le corps physique. En nous référant à leur composition en nutriments, tous ces deux aliments sont très riches en glucide ; 61,70% de glucide pour le blé et 79,30% pour le riz. En principe, ces deux aliments ne devraient pas être consommés au premier ni au deuxième repas. C'est seulement au troisième repas que nous devrions les ajouter. Il est alors conseillé de ne pas en abuser, surtout le blé et ses dérivés, qui sont : les pâtes alimentaires, les biscuits, les pains, les amuse-gueule, les gâteaux, les croissants, les beignets, etc…

Nous allons également parler du maïs qui est un aliment beaucoup plus consommé en Afrique et en Amérique. Il contient 73,60% de glucide. Ce qui veut dire qu'il faut le consommer de façon modérée aux premier et deuxième repas. Par contre, il faut en consommer sans crainte lors du troisième repas.

Il est à noter que la plupart des aliments qui sont censés être des aliments d'accompagnement, sont souvent riches en glucide, du fait de leur teneur en amidon. Pour les choisir, vous pouvez consulter en annexe 3 au tableau n°5 pour voir leur composition en protéine, lipide et glucide.

Nous ne devons pas perdre de vue qu'aux premier et deuxième repas de la journée, ce sont les aliments riches en protéine et lipides qui doivent nous rassasier et non les aliments d'accompagnement. De même, les légumes doivent être privilégiés.

7.3. *Consommation de cubes alimentaires*

Les cubes sont des aliments synthétiques, fabriqués pour assaisonner les repas. Ils font partie des aliments qui subissent des transformations complexes. Ce sont des aliments de composants majoritairement chimiques qui font aujourd'hui l'objet de beaucoup de polémiques. Ils sont critiqués aussi bien par les médias audiovisuels que par les professionnels de santé. Les alertes fusent de partout pour mettre en garde contre le danger qu'ils représentent pour la santé. L'organisation Mondiale de la Santé (OMS) en parle également et met surtout en garde les consommateurs contre les risques qu'ils courent en consommant certains composants de ces cubes alimentaires. Selon l'OMS, le sel qui fait partie des composants des cubes alimentaires, est considéré comme l'un des principaux facteurs de risques des maladies « non transmissibles », comme les maladies cardio-vasculaires, l'hypertension artérielle, les accidents vasculaires cérébraux (AVC), certains cancers et l'ostéoporose.

En mai 2021, une équipe de chercheurs du Réseau des Chambres d'Agricultures du Niger a réalisé une étude en vue de s'imprégner de la composition et de la qualité des différents cubes alimentaires sur les marchés Ouest-africains et consommés par les populations.

Ces chercheurs se sont appuyés sur la liste des ingrédients mentionnés sur les emballages. Au nombre de ces ingrédients, figurent : l'inosinate disodique, le glutamate monosodique, le maltodextrine, le guanylate disodique, les colorants (E150d, E631, E330, E140, E110, E124, E150c) etc.

En dehors de ces composants chimiques, les cubes alimentaires contiennent également d'autres éléments en quantité considérable, qui sont : le sel de cuisine, le sucre raffiné et l'huile.

Les composants chimiques sont classés en quatre groupes, qui sont :

- les conservateurs ;
- les colorants ;
- les édulcorants ;
- les exhausteurs de goût : le glutamate monosodique, l'inosinate disodique, le guanylate disodique.

Le glutamate agit comme une drogue sur le cerveau. L'inosinate disodique et le guanylate disodique seraient beaucoup plus nocifs à l'organisme que le glutamate nonosodique.

Nous voyons clairement à partir de leurs composants, que les cubes que nous ajoutons à nos repas pour leur donner plus de goût, constituent de véritables poisons pour le corps physique. Ils constituent aujourd'hui un réel problème de santé car des millions de cubes sont consommés par jour par les populations dans le monde et plus particulièrement par les populations africaines.

Il est vrai que donner du goût à nos repas est quand même une nécessité. Ce n'est pas pour cela que nous allons consciemment consommer tous les jours des poisons pour acidifier nos corps physiques.

Il existe des moyens naturels peu coûteux et peu contraignants pour obtenir le même résultat. Suivez ici quelques conseils de la nutritionniste, Jeannine Agbo Monleymè Lawani, pour une bonne alimentation : "Il est tout aussi urgent d'adopter le plus tôt possible les bonnes habitudes et attitudes afin de prévenir certaines maladies chroniques liées à la nutrition". Préférez plutôt les aliments traditionnels aux aliments industriels. Nous avons la possibilité de faire recours à nos épices naturelles, telles que : la moutarde, l'oignon, l'ail, le gingembre, les poivrons, les herbes fines de cuisine, etc.

7.4. Consommation d'aliments et de boissons glacés ou frais

Dans les pays tropicaux en général, et les pays sahéliens en particulier, il fait extrêmement chaud, surtout dans certaines périodes de l'année. Les populations ont du mal à supporter cette chaleur intense. Presque tout le monde a soif. On a envie de consommer tout ce qui est glacé ou très frais. La plupart n'arrive pas à résister à ce désir. Ce qui fait que dans ces pays, c'est la consommation des boissons et aliments glacés ou très frais qui est à la mode. Cette pratique n'est quand même pas sans conséquence sur la santé.

L'intérieur du corps physique est naturellement réglé sur 37°C pour une personne en bonne santé. Ce n'est pas par hasard. C'est pour faciliter le métabolisme du bol alimentaire lors de la digestion, et aussi pour faciliter la tâche au foie.

Lorsque nous consommons la glace ou tout ce qui est glacé ou frais, nous contribuons à baisser la température intérieure du corps. Ce qui affecte largement la qualité et la durée de la digestion. Par conséquent, l'évacuation des déchets et toxine de notre corps sera difficile.

Un autre danger qui guette le corps physique dans les cas de consommation abusive d'aliments et boissons glacés ou très frais est le risque de la survenue à la longue de l'angine de poitrine.

Nous devons alors éviter de consommer la glace, les aliments et boissons glacés ou frais quelle qu'en soit l'envie qui nous prend.

CONCLUSION

Nous aimons bien les membres de notre famille, nos fortunes, nos somptueuses maisons, nos véhicules luxueux, nos engins, nos avions, nos usines, etc...

Nous leur accordons beaucoup de soins. Toutes nos pensées sont concentrées sur « comment devenir riche ? ». Mais, il y a une chose essentielle que nous ne devons pas perdre de vue. C'est bien de notre corps physique qu'il s'agit. Il constitue notre première richesse sur la terre. Rien ne peut lui être comparé. Le corps humain est la plus complexe et extraordinaire machine qui soit au monde. Equipé d'une horloge biologique, il fonctionne en synergie avec la nature et le cycle de la circulation de l'énergie vitale. Ses glandes qui sécrètent des hormones contenant des enzymes et des sucs régulent tous ses systèmes et facilitent leur bonne marche. Il ne revient qu'à l'être humain de lui apporter régulièrement et à des moments précis les nutriments de bonne qualité, l'eau en quantité et qualité suffisantes et les soins requis pour garantir la santé et la vie. L'homme doit être à l'écoute de son corps et éviter de perturber son bon fonctionnement à travers une mauvaise alimentation et un mauvais mode de vie. Tous les malaises dans un corps ne sont toujours pas la manifestation d'une maladie, mais plutôt et surtout dans la plupart des cas, ce sont des avertissements lancés par votre organisme pour vous prévenir d'une maladie imminente qui se prépare. Un petit bilan peut être utile pour détecter à temps le mal qui pointe à l'horizon. Il ne sert à rien de rompre la communication avec votre corps, en le traitant tout comme un esclave qu'on ne cherche pas à écouter.

Nous devons, en toute chose, accorder la priorité à notre corps physique en le connaissant mieux, et en lui apportant tout ce qui peut lui être utile.

Le corps est créé pour s'autogérer, se protéger naturellement contre les microbes pathogènes et s'auto guérir en cas de maladie. Tout ce que nous avons à faire est de lui apporter à des moments précis tout ce dont il a besoin pour toutes ses fonctions. Il ne supporte pas tout ce qui peut l'acidifier.

Nous avons alors intérêt à exploiter au mieux les informations contenues dans cet ouvrage et à les mettre en pratique dans notre vie quotidienne. Cela concerne aussi bien les adultes que les enfants, sans oublier les malades et les personnes obèses. Vous venez ainsi de saisir dans vos mains une arme puissante pour être dès cet instant le véritable défenseur de votre corps physique pour vous garantir une vie paisible.

Annexe 1
regroupe les tableaux
n°1 et n°2

Tableau n°1 : Horaire de la circulation de l'énergie vitale

CRÉNEAUX	HORAIRE	ORGANES ET VISCÈRES	MÉRIDIENS	ATTITUDES ET COMPORTEMENTS RECOMMANDÉS
N°01	05H-07H	Gros intestin	YANG	Boire de l'eau en quantité suffisante
N°02	07H - 09H	Estomac	YANG	Prendre son repas (petit déjeuner)
N°03	09H -11H	Rate/pancréas	YIN	Boire de l'eau en quantité suffisante
N°04	11H-13H	Cœur	YIN	Repos (peu d'efforts physiques)
N°05	13H-15H	Intestin grêle	YANG	Prendre son repas (déjeuner)
N°06	15H-17H	Vessie	YANG	Uriner pour libérer la vessie (éviter de retenir l'urine)
N°07	17H- 19H	Rein	YIN	Boire de l'eau (un peu)
N°08	19H-21H	Maître-cœur	YIN	Promenade (la marche)
N°09	21H-23H	Triple réchauffeur	YANG	Repos / relaxation
N°10	23H-01H	Vésicule biliaire	YANG	Sommeil profond
N°11	01H- 03H	Foie	YIN	Sommeil profond
N°12	03H-05H	Poumon	YIN	Sommeil profond

Source : Édouard G. POGNON

Tableau n°2 : Régime chrono-nutrition (récapitulatif)

PÉRIODE	ALIMENTS A CONSOMMER	ALIMENTS A NE PAS CONSOMMER
07H–09H (MATIN) Créneau n°2	• Protéines • Lipides • Légumes frais • Condiments et épices • Céréales et dérivés non sucrés • Lait • Tubercules et dérivés non sucrés (PETITE QUANTITÉ)	• Sucre • Fruits sucrés • Miel • Sucre frit dans l'huile • Blé et dérivés • Riz
13H-15H (APRÈS-MIDI) créneau n°5	• Protéines • Lipides • Légumes frais • Condiments • Lait • Céréales et dérivés non	• Sucre • Fruits sucrés • Miel • Sucre frit dans l'huile • Blé et dérivés • Riz

	sucrés • Tubercules et dérivés non sucrés (PETITE QUANTITE)	
17H–19H (SOIR) créneau n°7	• Sucre rapide (petite quantité) • Sucre lent • Fruits sucrés • Légumes frais • Condiments et épices • Céréales et dérivés • Tubercules et dérivés	• Protéines • Lipides • Sucre frit dans l'huile • Beurres • Graisses • Lait

Source : Édouard G. POGNON

Annexe 2
regroupe les tableaux
n°3 et n°4

Tableau n°3 : Les vitamines
(leurs sources principales et leurs rôles dans le corps)

VITAMINES	SOURCES	RÔLES
VIT. A	- Viandes - Carottes, tomate - Epinards, laitue - Végétaux à feuilles vertes - Produits laitiers - Œufs - Foie - Fruits jaunes ou orange - Légumes - Huile de foie de poisson - Beurre	- Effets sur la vision - Antifatigue - Croissance cellulaire - Système immunitaire
VIT. B$_1$	- Céréales complètes - Fruits à coques - Viandes de porc - Abats - Levure de bière - Pain de seigle - Légumes secs (haricot, lentilles, pois chiches)	- Système nerveux - Production d'énergie - Aide le foie à dégrader l'alcool - Bonne santé musculaire
VIT. B$_2$	- Levure de bière - Abats (foie d'agneau, rognon, foie de bœuf) - Volailles - Produits laitiers - Fromages - Œufs durs	- Production d'énergie - Métabolisme des lipides et des protéines - Production de kératine (peau, cheveux, ongles) - Vision

	- Filet de porc - Yaourt nature	
VIT. B₃	- Légumes secs (haricot, lentilles, pois chiches) - Viandes - Abats (foie de bœuf, d'agneau, de veau) - Poissons - Arachides - Huîtres	- Maladie artérielle chronique (hypercholestérol émie ou l'arthérosclérose)
VIT. B₅	- Viandes - Œufs durs	- Anti-stress (transmissions des messages nerveux) - Métabolisme des glucides, des lipides et des acides animés - Bon fonctionnement intellectuel - Croissance des tissus
VIT. B₆	- Abats - Poissons - Pommes de terre cuites au four - Pistaches - Banane - Graines de sésame - Pruneaux - Noisettes	- Prévention des maladies cardiovasculaires - Syndrome prémenstruel

VIT. B$_8$	- Abats - Légumineuses - Levure de bière - Filet de porc - Œufs durs - Noix - Bacon	- Métabolisme des protéines, lipides, glucides et certains acides aminés - Participe à la production du sucre par le foie la nuit - Système immunitaire - Renouvellement des cellules (peau et cheveux) - Santé du système nerveux
VIT. B$_9$	- Légumes verts - Graines (de lin) - Abats - Epinards - Noix - Noisettes - Brocolis	- Production de l'ADN - Protection contre la malnutrition du fœtus - Diminue l'hypertension - Prévient les problèmes de gingivaux - Diminue les symptômes du vitiligo - Prévient certains cancers
VIT. B$_{12}$	- Foie de bœuf - Poulpe - Huître - Crabe - Thon - Hareng - Espadon	- Prévient les maladies cardiovasculaires - Traite les troubles de la maladie d'Alzheimer

	- Lait - Céréales	- Antifatigue - Elaboration des globules rouges - Entretien des cellules nerveuses
VIT. C	- Fruits - Légumes colorés - Herbes aromatiques - Citron - Persil - Poivron (rouge, jaune, vert) - Goyave	- Production de collagène (qui aide à la formation de la peau, des os, des ligaments) - Antioxydant - Stimule le système immunitaire - Antifatigue
VIT. D (D$_2$ et D$_3$)	- Végétaux - Aliments d'origine animale - Huile de foie de morue - Foie gras - Exposition au soleil - Poissons gras - Beurre - Jaune d'œuf	- Santé de l'os - Système immunitaire - Assimilation du calcium et du phosphore par les os et les dents - Croissance osseuse
VIT. E	- Amandes - Noisettes - Avocat - Aliments gras naturellement - Huile de tournesol - Graines de tournesol - Légumes verts - Huile végétale	- Renforce le système immunitaire - Soulage les douleurs menstruelles - Antioxydant - Propriétés anti-inflammatoires - Contribue au bon fonctionnement

	- Jaune d'œuf - Légumes secs - Céréales complètes	du cœur

VIT. K	- Jaune d'œuf
	- Céréales
	- Légumes verts
	  "foncés"
	- Huiles végétales
	- Produits laitiers
	  fermentés
	  (fromages,
	  yaourts, kéfir)
	- Abats
	- Huiles de poisson
		- Coagulation du
		  sang

Source : Édouard G. POGNON

Tableau n° 4 : Les sels minéraux, leurs rôles et leurs principales sources d'apport

SELS MINÉRAUX	SYMBOLES CHIMIQUES	SOURCES PRINCIPALES	RÔLES
Calcium	Ca	- Fromage - Lait de vache ou chèvre - Sardine et saumon ; - Yaourt - Tofu fabriqué avec du sulfate de calcium - Boisson de soya, de riz ou d'orange enrichies - Thym - Cannelle - Curry - Cumin - Poivre moulu - Fromage à pâte dure et surtout le parmesan - Graines de sésame - Flocons d'avoine - Produits laitiers - Légumes verts feuillus - Légumineuses	- Il contribue à la formation et à la solidité des os et des dents - Il participe à la coagulation du sang, à la contraction musculaire, à la libération de la des hormones - Il participe au maintien de la pression sanguine - Il diminue les risques de cancer du côlon - Il régule le taux d'insuline et permet de mieux assimiler le sucre - Il protège contre les crampes surtout pendant la grossesse - Il dynamise la circulation sanguine - Il prévient les douleurs prémenstruelles - Il entre en jeu dans de nombreuses cellules au niveau des enzymes.

		- Oléagineux - Fruits de mer - Jaune d'œuf - Arachide	
Magnésium	Mg	- Cacao - Légumes verts foncés - Chocolat noir - Céréales complètes - Oléagineux - Certaines eaux minérales - Lait et produits laitiers - Haricots noirs, blancs, de soya et autres - Flétan - Goberge - Thon rouge - Boisson de soya enrichie - Noix de Brésil - Noix de cajou - Noix de pin - Amande - Epinard - Artichaut - Noix et graines - Quinoa - Thé - Certains fruits (ananas, raisin,	- Il est nécessaire à la formation des os et des dents - Il est également nécessaire au fonctionnement normal des muscles - Il participe au fonctionnement normal de nombreuses enzymes - Il est aussi lié au métabolisme du calcium et celui du potassium - Il contribue à réduire la fatigue - Il aide au fonctionnement normal du système nerveux - Il participe à des fonctions psychologiques normales, telles que la concentration, le raisonnement ou encore la mémoire - Il participe à l'équilibre électrolytique - Il intervient dans le métabolisme énergétique ;

		framboise)	- Il participe au fonctionnement du système immunitaire - Il intervient dans la transmission de l'influx nerveux - Il intervient également dans la prévention des dommages causés par les radicaux libres - Il intervient dans l'équilibre acide-base, dans la motricité et la perméabilité intestinale.
Phosphore	P	- Lait et produits laitiers - Germe de blé - Cacao - Oléagineux - Viande - Jaune d'œuf - Poissons - Graines de citrouille et de tournesol - Haricots de soya et lentilles - Yaourt - Foie de bœuf et abats de volailles - Fruits de mer - Légumes secs	- Il joue un rôle essentiel dans la formation et le maintien de la santé des os et des dents - Il participe à la croissance et à la régénescence des tissus - Il aide à maintenir à la normale le pH du sang - Il est aussi l'un des constituants des membranes cellulaires - Il participe à la minération du squelette lorsqu'il est associé au calcium - Il est nécessaire au fonctionnement des nerfs et des muscles

			- Il intervient dans de nombreuses réactions énergétiques dans la constitution des cellules - Il intervient dans l'absorption et la transformation de certains nutriments
Potassium	K	- Haricots blancs - Soya et autres légumineuses - Tomate - Légumes secs - Oléagineux - Fruits secs - Pomme de terre - Epinard - Courge - Artichaut - Plusieurs de poissons et fruits mer (palourde, flétan, thon, morue, sébaste, saumon) - Fruits (principaleme nt l'avocat et la banane) - Lait et	- Il sert à équilibrer le Ph du sang et à stimuler la production d'acide chlorhydrique par l'estomac ; favorisant ainsi la digestion - Il facilite la contraction des muscles dont le cœur - Il participe à la transmission de l'influx nerveux - Il empêche la fuite de l'eau hors des cellules

		- produits laitiers - Viande - Café soluble	
Sodium	Na	- Fromages - Produits de charcuterie - Pizzas - Sauces, soupes et condiments - Bicarbonate de soude - Légumes en conserve - Produits fumés et en saumure - Aliments préparés et préemballés - Sardine en conserve - Glutamate monosodique - Benzoate de sodium - Nitrite de sodium - Pyrophosphate disodique - Citrate de sodium - Lait et les produits laitiers - Fruits de mer - Poissons	- Il joue un rôle très important dans la répartition de l'eau dans l'organisme (équilibre hydrique) - Il intervient dans la transmission de l'influx nerveux et dans la contraction musculaire - Il participe à la régulation de la pression artérielle (en quantité excessive dans le sang, il entraîne l'hypertension artérielle et œdème) - Il participe à l'équilibre acido-basique de l'organisme - Il facilite le transit des nutriments vers les cellules.

		- Eaux - Produits transformés (pâtisseries, biscuiteries, les bouillons en cube, les sodas) - Sel de table (il est composé de chlore et de sodium, il contient 40% de sodium et 60% de chlore)	
Soufre	S	- Foie ; - Produits de la charcuterie ; - Fruits de mer ; - Jaunes d'œuf ; - Oignon ; - Graines de sésame ; - Noix de cajou ; - Choux ; - L'ail. - Poissons ; - Légumineuses ; - Céréales ; - L'eau de robinet ; - L'eau minérale ;	- Il sert à synthétiser deux acides aminés essentiels : la méthionine et la cystéine ; - Il aide à l'absorption du calcium, du magnésium et du phosphore ; - Il joue un rôle important dans le maintien des cartilages en bon état et garantit le bon fonctionnement des articulations ; - Il stimule les enzymes de détoxification ; - Il joue également un rôle dans la prévention de certains types de

		- Vins ; - Poireau ; - Lentilles ; - Pois chiches	cancers
Chlore	Cl	- Aliments salés ; - Charcuteries ; - Fromages ; - Suces ; - Pâtisseries ; - Sel de table (contient 60% de chlore et 40% de sodium) ; - Poissons fumés	- Il Contribue aussi à la formation au maintien et à la cicatrisation des tissus mous (peau, ongles, cheveux, cartilages etc…) - Associé au sodium et au potassium, il permet de répartir l'eau dans notre organisme et de contrôler la pression osmotique ; - Il participe à la régulation du pH sanguin ; - Il permet la contraction des muscles ; - Il améliore la digestion ; - Il favorise le battement du cœur ; - Il régule le flux sanguin ; - Il assure la transmission des influx nerveux - Il maintient l'intégrité de la membrane cellulaire lorsqu'il est associé au sodium ; - Il favorise la digestion des aliments grâce à

			la fabrication des sucs gastriques ; - Il favorise le transport du dioxyde de carbone dans le sang ; - Il est le principal liquide dit cérébrospinal qui entoure le cerveau

Source : Édouard G. POGNON

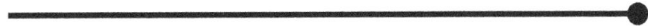

Annexe 3
Tableau n°5

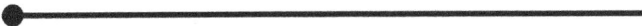

Tableau n°5 : Les aliments et une partie de leur composition

N°	ALIMENTS (100 g)	CALORIE Kcal	PROTÉINE g	GLUCIDE g	GRAISSE TOTALE (LIPIDE) g	GRAISSE SATURÉE g	FIBRE g
1	Abricot	45	1,40	8,72	0,390	0,027	2,40
2	Avoine	389	16,90	55,70	6,90	1,22	10,50
3	Amande	589	20	9,50	52,20	4,95	10,90
4	Anone	94	1,30	21,60	0,40	-	2,40
5	Avocat	161	1,98	2,39	15,30	2,44	5
6	Ananas	49	0,39	11,20	0,43	0,032	1,20
7	Asperge	23	2,28	2,44	0,20	0,046	2,10
8	Aubergine	26	1,02	3,57	0,18	0,034	2,50
9	Arachide	567	25,80	7,64	49,20	6,83	8,50
10	Ail	131	5,20	30,20	0,10	-	1
11	Artichaut	47	3,27	5,11	0,15	0,035	5,40
12	Azerole	32	0,40	6,59	0,30	0,068	1,10
13	Brocoli	28	2,98	2,24	0,35	0,054	3
14	Banane	92	1,03	21	0,48	0,185	2,40
15	Betterave rouge	43	1,61	6,76	0,17	0,027	2,80
16	Bette	19	1,82	0,27	0,06	0,009	3,70
17	Blé	331	10,40	61,70	1,56	0,289	12,50
18	Basilic	75	2,50	13,90	1,40	-	-
19	Bissap	252	8,30	64,20	0,35	-	15
20	Carotte	43	1,03	7,14	0,109	-	3
21	Courge	26	1	6	0,100	0,052	0,50
22	Citron	29	1,10	6,52	0,30	0,39	2,80
23	Chou-fleur	25	1,98	2,70	0,21	0,032	2,50
24	Courgette	14	1,16	1,70	0,14	0,029	1,20
25	Chou	25	1,44	3,13	0,27	0,033	2,30
26	Carambole	33	0,54	5,13	0,35	0,023	2,70
27	Coing	57	0,40	13,40	0,10	0,010	1,90
28	Céleri	16	0,75	1,95	0,14	0,037	1,70
29	Champignon de Paris	25	2,09	3,45	0,42	0,056	1,20
30	Cerise	72	1,20	26,10	0,96	0,216	2,30
31	Châtaigne	213	2,42	37,40	2,26	0,425	8,10
32	Cacao	273	16,50	51,50	20,80	-	-
33	Café	4	0,40	1,60	0,10	-	-
34	Canne à sucre	47	0,40	12,70	0	-	-
35	Cannelle de Ceylan	305	3,10	80,60	1,20	-	-
36	Citrouille	24	0,70	6,20	0,05	-	0,60

N°	ALIMENTS (100 g)	CALORIE Kcal	PROTÉINE g	GLUCIDE g	GRAISSE TOTALE (LIPIDE) g	GRAISSE SATURÉE g	FIBRE g
37	Cola	186	4,30	41,90	0,10	-	1,76
38	Corossol	60	1,50	15,20	0,10	-	1
39	Curry (graine)	477	8,80	50	29	-	23,70
40	Concombre	13	0,69	1,96	0,13	0,034	0,80
41	Datte	275	1,97	66	0,45	0,191	7,50
42	Détah du Sénégal	299	3,40	78,80	0,50	-	7,10
43	Epinard	22	2,86	0,80	0,35	0,056	2,70
44	Endive	17	0,90	0,90	0,10	0,024	3,10
45	Enchalotte	66	1,2	16 20	0,10	-	0,50
46	Fraise	30	0,61	4,72	0,37	0,020	2,30
47	Foire	59	0,39	12,70	0,40	0,022	2,40
48	Fruits de la passion	97	2,20	13	0,70	0,059	10,4
49	Fève	72	5,60	7,50	0,60	0,138	4,20
50	Figue	74	0,75	15,90	0,30	0,060	3,30
51	Feïjoa	49	1,24	6,13	0,78	-	4,50
52	Fruit à pain	103	1,07	22,20	0,23	0,048	4,90
53	Fruit de baobab	280	2,30	75,60	0,10	-	1,70
54	Goyave	51	0,82	6,48	0,60	0,172	5,40
55	Grenade	68	0,95	16,60	0,30	0,038	0,60
56	Gingembre	301	7,60	72,40	2,90	-	-
57	Gombo frais	36	1,90	8,70	0,03	-	1,80
58	Gombo sec	280	11,40	69	0,70	-	20
59	Haricot	333	23,40	45,10	0,85	0,219	15,20
60	Igname	118	1,53	23,80	0,17	0,037	4,10
61	Jujubier frais	93	1,90	25,20	-	-	2,1
62	Jujubier sec	286	4,30	75,40	0,15	-	3,40
63	Kaki	70	0,58	15	0,19	0,020	3,60
64	Kiwi	61	0,99	11,50	0,44	0,029	3,40
65	Laitue	16	1,62	0,67	0,20	0,026	1,70
66	Lentilles	338	28,10	26,60	0,96	0,135	30,50
67	Litchi	66	0,83	15,20	0,44	0,099	1,30
68	Melon	26	0,90	5,40	0,10	0,025	0,80
69	Myrtille	56	0,67	11,40	0,38	0,032	2,70
70	Mangue	65	0,51	15,20	0,27	0,066	1,80
71	Mandarine	44	0,63	8,89	0,19	0,022	2,30
72	Maïs blanc séché	357	9,40	73,60	4,20	-	1,90
73	Maïs jaune séché	364	10	73,60	4,80	-	2

N°	ALIMENTS (100 g)	CALORIE Kcal	PROTÉINE g	GLUCIDE g	GRAISSE TOTALE (LIPIDE) g	GRAISSE SATURÉE g	FIBRE g
74	Maïs séché grillé	381	8,00	79,20	4,80	-	1,90
75	Manioc (M. esculenta)						
	• Tubercule	145	1,73	36,10	0,13	-	1,90
	• Gari	351	1,05	85,90	0,21	-	1,52
	• Farine	340	2,75	82,30	0,20	-	3,30
76	Manioc (M. utilissima)	96	8,50	19,70	0,60	-	4,70
77	Millet					-	
	• Mil rouge	328	7,50	76,50	1,40	-	3,40
	• Mil blanc	345	9,90	72,00	4,50	-	2,70
78	Noix de cajou	574	15,30	29,70	46,40	9,18	3
79	Noix du Brésil	656	14,30	7,40	66,20	16,20	5,40
80	Noix de macadamia	702	8,30	4,43	73,70	11	9,30
81	Nèfle	47	0,43	10,40	0,20	0,040	1,70
82	Navet	27	0,90	4,43	0,10	0,011	1,80
83	Noix de coco	354	3,33	6,23	33,50	29,70	9
84	Noix de muscade	477	8,80	50	29	-	23,70
85	Navet (racine séchée)	285	14,90	61,90	0,70	-	11,40
86	Néré	305	3,40	80,70	0,50	-	12,60
87	Noisette	632	13	9,20	62,60	4,60	6,10
88	Oignon	38	1,16	6,83	0,16	0,026	1,80
89	Orge	354	12,50	56,20	2,30	0,482	17,30
90	Olive	115	0,84	3,06	10,70	1,42	3,20
91	Orange	47	0,94	9,35	0,12	0,015	2,40
92	Petit pois	81	5,42	9,36	0,40	0,071	5,10
93	Pêche	43	0,70	9,10	0,09	0,010	2
94	Pois chiche	364	19,30	43,30	6,04	0,626	17,40
95	Pamplemousse	32	0,63	6,98	0,10	0,14	1,10
96	Poire	59	0,39	12,70	0,40	0,022	2,40
97	Pistache	577	20,60	14	48,40	6,13	10,80
98	Papaye	39	0,61	8,01	0,14	0,043	1,80
99	Poivron	27	0,89	4,43	0,19	0,028	2
100	Pomme de terre	79	2,07	16,40	0,10	0,026	1,60
101	Pomme	59	0,19	12,60	0,36	0,058	2,70
102	Prune	55	0,79	11,50	0,62	0,049	1,50
103	Pastèque	32	0,62	6,68	0,43	0,048	0,50
104	Pejibaye	196	2,60	37,10	4,40	0,70	4,60
105	Patate douce	105	1,65	21,30	0,30	0,064	3
106	Poireau	61	1,50	12,40	0,30	0,040	1,80

N°	ALIMENTS (100 g)	CALORIE Kcal	PROTÉINE g	GLUCIDE g	GRAISSE TOTALE (LIPIDE) g	GRAISSE SATURÉE g	FIBRE g
107	Passiflore (fruit cru)	111	2,30	21	3,30	-	7,30
108	Persil cru	42	3,20	8,90	0,30	-	1,50
109	Piment :						
	• Pili-pili séché	312	13,90	56	9,40	-	11,10
	• Pili-pili frais	101	4,50	19,70	2,50	-	4,50
110	Pomme d'AKI	196	6,50	4,60	20	-	1,60
111	Pomme de cajou	53	1	12,50	0,60	-	0,54
112	Pois d'Angole séché	345	19,50	65,50	1,30	-	7,30
113	Pignon	629	11,60	8,60	61	9,38	10,70
114	Raisin	71	0,66	16,80	0,58	0,189	1
115	Radis	17	0,60	1,99	0,54	0,050	1,60
116	Riz	360	6,61	79,30	0,58	0,158	-
117	Rônier (fruit mûr)	43	0,70	5,70	0,07	-	0,24
118	Seigle	335	14,80	55,20	2,50	0,287	14,60
119	Sapotille	134	2,12	31,20	0,60	-	2,60
120	Soja	416	36,50	20,90	19,90	2,88	9,30
121	Sorgho	329	7,40	77,70	1,30	-	4,30
122	Safran batard (graine séchée)	482	12,60	50,50	27,80	-	25,10
123	Sésame	558	17,90	22,30	48,40	-	4,50
124	Thym	68	4,30	14,10	0,80	-	5,50
125	Tomate	21	0,85	3,54	0,33	0,045	1,10
126	Tournesol (graine)	570	22,80	8,26	49,60	5,20	10,50

Sources : - Encyclopédie médicale de l'Afrique, 1986

- Georges PAMPHONA-ROGER, 2004

BIBLIOGRAPHIE

1. Dr Pierre DUKAN : MAIGRIR l'arme absolue Édition du Club Loisirs-Paris avec l'autorisation des Éditions Belfond Paris, 1978

2. Dr Georges PAMPHONA-ROGER : SANTE PAR LES ALIMENTS Édition éditorial safeliz MADRID (Espagne) 2002, deuxième impression en langue française, 2004

3. Dr REINALDO SOSA GOMEZ : LA SANTÉ PAR LES PLANTES Édition Maison d'édition interaméricaine, Etats-Unis d'Amérique, 2003

4. Master CHOA KOK SUI : MIRACLES DE LA GUÉRISON PRANIQUE Forli EIFIS Éditeur srl, 2003 47100 Forli (FC) Italie ISBN 88-7517-003-7

5. Master CHOA KOK SUI : GUÉRISON PRANIQUE AVANCÉE Forli EILIS Éditeur srl, 2004 47100 Forli (FC) Italie ISBN : 88-7517-032-0

6. Enda Tiers Monde, ENCYCLOPÉDIE MÉDICALE DE L'AFRIQUE, Larousse Afrique, 1986

7. Compagnie TIANSHI Sarl : INITIATION AUX PRODUITS TRADITIONNELS CHINOIS A BASE DE PLANTES, 2003

8. Claude JACQUILLAT "LE SANG", PUF, collection « Que sais-je ? », 1989

9. Chantal BEAUCHAMP, Le sang et l'imaginaire médical :

Histoire de la saignée aux XVIIIe et XIXe siècles de Brower, collection « Esculape », 2000

10. Pierre FLOURENS, Histoire de la découverte de la circulation du sang, 1857

11. Laurent H. RYDER-MERLHYN : GUIDE INITIATIQUE DU VOYAGE ASTRAL Editions Trajectoire 2000 6 rue Régis-75003 Paris, 1994 ISBN 978-2-84197-009-4.

12. Encyclopedia of the traditional chines pharmacopea (Jiansu New Medical institute)

13. The web that has no weaver Understanding Chinese medicine de Tevl Kaptchuk (Congdon & Weed, New-York)

14. The root of being, de Stephen Fulder (Editions Hutchinson, Londres), Traduction française : Le Tao de la médecine (Presses de la Renaissance

15. Gérard EDDE : Ginseng et plantes toniques, Editions DANGLES, 18, rue Lavoisier – 45800 ST Jean de Braye, 1984.

16. Renate Murschall, « Vitamin and Mineral-stoffe », 2006

17. Vidal, 2008 : Guide de l'alimentation équilibrée (les sels minéraux et les oligo-éléments)

18. Encyclopédie Wikipédia, grand Celinien

19. Elaine N. Marieb : Anatomie et physiologie humaine, 2012

Dépôt légal n° 14260 du 05 Septembre 2022
Bibliothèque Nationale du Bénin, 3ème Trimestre
Réalisé par SUBLIME CREATION +229 96 14 47 60

UN CORPS SAIN POUR **UNE VIE SAINE**

www.ingramcontent.com/pod-product-compliance
Lightning Source LLC
Chambersburg PA
CBHW060848280326
41934CB00007B/963